**SoWiSo – Verein für Sozialwirtschaft
e.V. (Hrsg.)**

# Das schleichende Vergessen

## Informationen rund ums Thema Demenz

**Schriftenreihe des SoWiSo - Verein für Sozialwirtschaft e.V.**

Nähere Informationen unter www.sowiso-kempten.de.

**Bibliografische Information der Deutschen Nationalbibliothek**
Die Deutsche Nationalbibliothek verzeichnet diese Publikation in der Deutschen Nationalbibliografie; detaillierte bibliografische Daten sind im Internet über http://dnb.d-nb.de abrufbar.

Herstellung und Verlag: Books on Demand GmbH, Norderstedt

ISBN-13: 9783839137109

**SoWiSo – Verein für Sozialwirtschaft e.V. (Hrsg.)**

# Das schleichende Vergessen

## Informationen rund ums Thema Demenz

# Inhaltsverzeichnis

# Vorwort

Der Bologna-Prozess und die damit verknüpfte Umstellung auf Bachelor- und Masterstudiengänge hat die Hochschullandschaft grundlegend verändert. Das Studium ist straffer, zielorientierter und mit einem höheren Arbeitsaufwand für die Studentinnen und Studenten verknüpft. Studiengebühren sind neue finanzielle Belastungen für Studierende. Trotzdem ist es wichtig, dass Studentinnen und Studenten Angebote zur Qualifizierung neben dem Studium wahrnehmen, um ihre Fach-, Methoden-, Sozial- und Selbstkompetenz zu erhöhen. Außercurriculare Projekte sind ein wichtiger Weg dies zu tun. Wir dürfen Ihnen eines in diesem Buch vorstellen und freuen uns darüber, dass wir hiermit die dritte Publikation aus der Schriftenreihe des Vereins SoWiSo – Verein für Sozialwirtschaft e.V. – an der Hochschule Kempten präsentieren können.

Der Verein SoWiSo versteht sich als Koordinator eines Netzwerkes zwischen dem Studiengang Sozialwirtschaft an der Hochschule Kempten, regionalen und überregionalen sozialwirtschaftlichen Einrichtungen und Institutionen sowie den Studierenden als Nachwuchs in Organisationen des sozialwirtschaftlichen Sektors.

Die Ziele unserer Vereinsarbeit sind u.a. die Förderung des Wissens- und Informationsaustausches zwischen den Partnern dieses Netzwerks sowie die Förderung der Absolventinnen und Absolventen des Studiengangs. Des Weiteren unterstützt der Verein die Vermittlung von praxisorientierten Inhalten in der Ausbildung der zukünftigen Sozialwirtinnen und Sozialwirte. In diesem Zusammenhang wurden von den Studierenden des zweiten Semesters seit dem Sommersemester 2008 unter Begleitung von Herrn Prof. Dr. Carsten Wirth die Inhalte dieser Broschüre erarbeitet. Wir wünschen uns, dass die Ausführungen allen Interessentinnen und Interessenten einen Nutzen stiften und zu konstruktiven Gesprächen Anlass geben. Insbesondere ist uns daran gelegen, dass die Ausführungen dazu beitragen, die Versorgungsstrukturen für Personen, die von einer Demenzerkrankung betroffen sind und für deren Angehörige weiter optimiert werden.

Wir bedanken uns bei allen Autorinnen und Autoren sowie bei Herrn Prof. Dr. Wirth für die geleistete Forschungsarbeit und für die Ausarbeitung der Beiträge. Der Verein Sowiso wünscht als Herausgeber eine interessante Lektüre. Wir begrüßen jedwede Form der Rückmeldung und den Austausch mit den Leserinnen und Lesern.

Der Vorstand

*Carsten Wirth*

# Dementielle Erkrankungen und soziale Räume: Konzepte, Prinzipien und praktische Konsequenzen sozialraumorientierter Sozialer Arbeit

## 1. Einleitung

Dementielle Erkrankungen rücken immer mehr in den Fokus der öffentlichen Aufmerksamkeit. Dies liegt nicht zuletzt an der steigenden Zahl der Betroffenen und der Häufigkeit, mit der eine stationäre Unterbringung im Endstadium dieser Erkrankung notwendig wird. Da die personalen Unterstützungsnetzwerke der Betroffenen in der Regel lokal verankert sind, aber in der Regel die sich verändernden Bedarfe im Zuge der Erkrankung nicht vollständig abdecken können, kommt der Ausgestaltung lokaler und regionaler Versorgungsstrukturen zentrale Bedeutung zu. Dabei verändern sich gerade infolge der Globalisierung wirtschaftlicher Beziehungen Lokalitäten sowie Regionen und die darin angesiedelten Präventions- und Unterstützungsangebote.

Im Zuge der Durchsetzung einer globalisierten Wirtschaft, in der vor allem die Produktion von Gütern und Dienstleistungen sowie die Finanzierung wirtschaftlicher Aktivitäten grenzüberschreitend organisiert ist (z.B. Sydow u.a. 2002), überschreiten die Aktivitäten der Akteure nationale Grenzen. Dieser von Giddens (1990) als Entbettung (*disembedding*) ökonomischer Aktivitäten bezeichneter Prozess ist aber immer mit dem Wiedereinbettung (*reembedding*) dieser Aktivitäten in soziale Räume verknüpft. Ent- und Wiedereinbettung gehören also immer zusammen, weil die derart entbetteten Aktivitäten in spezifische soziale Räume wieder eingebettet werden müssen, sie also räumlich gebunden sind.

Ent- und Wiedereinbettungsprozesse verändern soziale Räume – und zwar im Positiven wie im Negativen. Der Abschwung sozialer Räume wie der des Ruhrgebiets (vgl. dazu Grabher 1993) und der Aufstieg anderer Räume wie z.B. der Region um München oder die um Stuttgart sind zwei Seiten einer Medaille. Dabei verstehe ich unter sozialen Räumen – anknüpfend an Giddens (1984) – soziale Systeme, also soziale Beziehungen und Interaktionen, die dominant mit Blick auf konkrete Räume koordiniert werden (ähnlich auch Kessl/Reutlinger 2007).

Wirft man einen Blick auf die Sozialwirtschaft, dann ist zunächst zu konstatieren, dass diese Branche nicht globalisiert ist, sie also national, vor allem aber regional und lokal agiert. Daran ändert bislang auch die Regulation durch die Europäische Union kaum etwas, weil die Dienstleistungsanbieter kaum grenzüberschreitend aktiv sind bzw. werden. Die Organisationen dieser Branche erstellen soziale und/oder gesundheitsbezogene Dienstleistungen, die der Prävention und der Bearbeitung von (multiplen) Problemlagen dienen. Sie bearbeiten vor Ort in sozialen Räumen die Folgen gesellschaftlichen Wandels bzw. sorgen dafür, dass dieser Wandel beherrschbar bleibt, wenngleich sich vieles dem Zugriff der Akteure entzieht, weil es nicht oder zu spät erkannt wird.

Soziale Räume sind für sozialwirtschaftliche Akteure, also die Kosten- und Leistungsträger, die Leistungserbringer, die Adressaten/innen der Geld-, Sach- und Dienstleistungen, die Aufsichtsbehörden u.a., ein Bezugspunkt ihres Handelns. Sie werden durch unterschiedliche gesellschaftliche Veränderungsprozesse geprägt, aber nicht determiniert. Die Migration von Menschen innerhalb Deutschlands von Ost nach West und von Nord nach Süd verstärkt einerseits Agglomerationen, führt aber andererseits zu entvölkerten Regionen im Norden und Osten mit entsprechende De-Agglomerationseffekten.[1] Die Veränderung der Wirtschaftsstruktur und das Aufkommen einer Dienstleistungs- bzw. Wissensgesellschaft (Stehr 2001) verändert nicht nur die Bedeutung einzelner Regionen (siehe oben), sondern stellt auch neue Anforderungen an die Infrastruktur. Die wohnortnahe Versorgung von weiten Teilen der Bevölkerung mit Waren des täglichen Bedarfs ist – gerade im ländlichen Raum – gefährdet. Aber auch in den Agglomerationen ballen sich Geschäfte an bestimmten Orten, die nur schwer ohne PKW erreichbar sind und dementsprechend die Versorgung einkommensschwacher, älterer Menschen oder von Menschen mit Behinderung erschwert.

Diese Entwicklungen überlagert der demografische Wandel, der zu einem Anstieg älterer und hoch betagter Menschen (in der Region Allgäu) führt. Mit der Zunahme des Anteils Älterer und Hochbetagter an der Gesamtbevölkerung (in der Region) nimmt die Wahrscheinlichkeit zu, dass dementielle Erkrankungen auftreten. Diese stellen

---

[1] Werden die Wanderungsbewegungen in einem internationalen Rahmen betrachtet, dann gerät zusätzlich die Migration von der Süd- auf die Nordhalbkugel in den Blick und die damit verknüpften Folgen wie z.B. die Zunahme illegaler Beschäftigung, ausbeuterische Arbeitsverhältnisse, Ghettoisierung etc..

für Betroffene wie für Angehörige eine erhebliche Einschränkung und Belastung dar. Sie sind in der Regel ab einem bestimmten Zeitpunkt dauerhaft auf Unterstützung, Begleitung und Hilfe angewiesen (z.B. Schmidt 2005). Diese Leistungen sind in konkreten sozialen Räumen zu erbringen. Aus diesem Grund sind zum einen Präventions- und Versorgungsstrukturen in den Regionen aufzubauen (Care work) und zum anderen personenbezogene Dienstleistungen zu erbringen (Case work). Dabei spielt Empowerment und die Aktivierung der Adressaten/innen der Dienstleistungen eine zentrale Rolle, da soziale und gesundheitsbezogene Dienstleistungen von Anbieter und Adressat/in koproduziert werden (Brülle u.a. 1998).

Damit die Koordination des Leistungsangebots im sozialen Raum als auch die Produktion personenbezogener sozialer Dienstleistungen erfolgreich bewältigt werden kann, sind Netzwerke von zentraler Bedeutung. Unter Netzwerken verstehe ich – in Anlehnung an britische Sozialanthropologen (z.B. Mitchell 1969) – relativ dauerhafte Beziehungszusammenhänge zwischen mehr als zwei Akteuren. Im Care Management, also dem Aufbau von Versorgungsstrukturen, sind vor allem die Beziehungen zwischen Organisationen, also interorganisationale Beziehungen, von zentraler Bedeutung, die koordiniert werden müssen (zu ihrer Koordination z.B. Windeler 2001 oder Wirth 2006). In der konkreten Fallarbeit haben sich die personalen Beziehungen, also personale Netzwerke, als hilfreich erwiesen (Schmidt 2005).

Unter dem Begriff „Sozialraumorientierung" (Kessl/Reutlinger 2007; Hinte u.a. 2000; Kessl u.a. 2005; Budde u.a. 2006) wird dieser Zusammenhang von räumlicher Orientierung und Vernetzung thematisiert. Mit sozialräumlich orientierten Praktiken überwinden die Akteure die immer noch dominante Orientierung an Verwaltungsgrenzen und Einzelfällen, koordinieren in Netzwerken unterschiedliche Sozialleistungsträger und -erbringer, stellen Budgets für bestimmte soziale Räume und damit für die Verbesserung von Lebenslagen zur Verfügung, aktivieren die Bewohner/innen in den sozialen Räumen, nutzen deren Motivationen und ermöglichen gleichzeitig individuelle und kollektive Beteiligungsmöglichkeiten. Sie stützen sich dabei auf die Ressourcen in sozialen Räumen (z.B. Beziehungen, Identifikation mit einem Raum, Geld) und auf die Ressourcen der Bewohner/innen (z.B. Beziehungen, Kompetenzen, Zeit, Geld).

Die Orientierung an sozialen Räumen, also die sich in sozialen Beziehungen und Interaktionen konstituierenden Räume, die von den Akteuren praktisch genutzt bzw. angeeignet werden, ist verstärkt zum Gegenstand analytischer und praktischer Aktivitäten geworden. Ich frage deshalb, wie soziale Räume konzeptionell erfasst werden können und welche praktischen Konsequenzen sich daraus für die Versorgung dementiell Erkrankter und die Unterstützung ihrer Angehörigen ergeben.

In diesem einleitenden Beitrag gehe ich wie folgt vor: Im nächsten Abschnitt stelle ich zunächst eine äußerst selektive Auswahl klassischer Konzeptionalisierungen sozialer Räume vor ehe ich auf die Prinzipien sozialraumorientierter Sozialer Arbeit eingehe. Aus diesem Ansatz leite ich im folgenden dritten Abschnitt dieses Beitrags einige praktische Implikationen für die Koordination der Dienstleistungsproduktion für dementiell Erkrankte und deren Angehörigen ab. Den Beitrag beschließt ein Ausblick auf die anderen Aufsätze dieses Bandes.

## 2. Soziale Arbeit in sozialen Räumen

## 2.1. Klassische Ansätze: Eine Auswahl

Ausgangspunkt der Untersuchungen sozialer Räume ist die so genannte Chicago School of Sociology, die den Begriff der *social area* prägt und sich als erste mit der Entwicklung von Städten und der Verteilung von Funktionen in ihnen beschäftigt (dazu und im folgenden Riege/Schubert 2005). In einer Untersuchung aus den 20er Jahren des letzten Jahrhunderts teilt beispielsweise Burgess (1929) Städte in Zonen mit unterschiedlichen Nutzungen ein (z.B. als „bessere Leute Wohngegend" oder Pendlerbezirk). Durch Längsschnittanalysen kann daran anknüpfend der Wandel der räumlichen Nutzung von Städten und Stadtteilen aufgedeckt werden. Fragen der Veränderung der Raumnutzungsstrukturen, des Wandels der Bevölkerungszusammensetzung in Städten und Stadtteilen sowie die Entstehung sozialer Veränderungen im positiven wie im negativen Sinne geraten so in den Fokus.

Die Chicago School rückt mit ihren Beschreibungen der Raumnutzungsstrukturen die Bedeutung sozialer Räume in den Mittelpunkt der Analyse. Sie ist insofern prägend für alle weiteren stadtsoziologischen Arbeiten, die die Raumnutzungsstrukturen als ein soziales Produkt und nicht als die Folge technologischer, geografischer und/oder ökonomischer Zwänge begreifen. Indem die Analysen der Chicago School derart konzipiert werden, legen sie die Grundlagen für die politische Gemeinwesenarbeit, in der auch die Interessen benachteiligter Gruppen aufgegriffen werden (Alinsky 1984).

Mittels der Soziografie bzw. der soziografischen Methode erstellen die Autoren/innen dichte Beschreibungen sozialer Räume. Die wohl bekannteste Verwendung der soziografischen Methode ist die so genannte Marienthal-Studie von Jahoda u.a. (1975). Sie porträtieren in dieser Untersuchung die sozialen Folgen der Schließung des wichtigsten Arbeitgebers in Marienthal. Bei der Anwendung der soziografischen Methode wird versucht, ein enges Gebiet, hier ein Dorf, „das ursprünglich geographisch, späterhin auch in seinem Problemkreis abgegrenzt ist, von möglichst vielen Seiten mit verschiedenen Methoden darzustellen" (Jahoda u.a. 1975: 132f.). Dazu werden z.B. die Methoden der teilnehmenden Beobachtung, leitfadengestützte Interviews sowie quantitative Methoden, Sekundäranalysen und Dokumentenanalysen eingesetzt, um sich ein „Bild" der Lebenslagen von Menschen in bestimmten sozialen Räumen zu machen und um ein Abbild der Entwicklungen im Zeitablauf zu erhalten. Ziel ist es, sich einen tiefenscharfen Blick auf das Leben in bestimmten sozialen Räumen zu verschaffen, z.B. über die Lebenslagen dementiell Erkrankter und ihrer Angehörigen in einer bestimmten Region.

Soziografische Analysen liefern wichtige Einblicke in soziale Räume. So sind in nahezu jeder Form der Arbeit in sozialen Räumen soziografische Elemente beinhaltet, unabhängig davon ob die Akteure in sozialen Räumen im Rahmen der Selbsthilfe aktiv werden oder wenn Professionelle gezielt in die Entwicklung sozialer Räume eingreifen, z.B. im Rahmen von Projekten im Rahmen des Programms „Soziale Stadt". Dies belegt auch der Fall der Stadt Kempten, die in zwei Stadtteilen Projekte aus dem Programm „Soziale Stadt" akquiriert hat. So ist es für die Stadtteilentwicklung zentral zu verstehen, dass der Stadtteil St. Mang, einer der beiden Teilorte von Kempten, in denen Projekte aufgelegt wurden, aus mehreren, immer noch stark abgegrenzten Teilorten besteht. Dies betrifft zunächst die Identität der Bewohner/innen, die sich immer noch mit den in Sankt Mang vereinigten Teilorten identifizieren und deshalb an bestimmten Teilräumen innerhalb des sozialen Raumes Sankt Mang kein Interesse haben. Diese Abgrenzung wird durch die Ausgestaltung der Verkehrsinfrastruktur verstärkt, die unterschiedliche Teile segregiert. So ist entlang einiger Hauptverkehrsstraßen eine Überquerung der Straßen für Kinder lebensgefährlich. Dieser fehlende Übergang schneidet z.B. Kinder vom Zugang zu Spielplätzen aus.[2]

---

[2] Ich danke Oliver Stiller vom Stadtteilbüro Sankt Mang für seine diesbezüglichen Ausführungen am 6. Tag der Sozialwirtschaft an der Hochschule für angewandte Wissenschaften – Fachhochschule Kempten.

Eine Anwendung dieser hier nur sehr rudimentär skizzierten Ansätze erfolgt in Deutschland z.B. im Rahmen der Gemeindestudien in den 50er Jahren des 20. Jahrhunderts, in denen die großen sozialen Veränderungen in diesem Zeitraum analysiert werden, z.B. die Integration der Flüchtlinge aus den ehemaligen Ostgebieten. Die Projekte der Gemeinwesenarbeit in den 60er und 70er Jahren des 20. Jahrhunderts adressierten die Menschen, ihre Lebenslagen und Infrastrukturen in spezifischen sozialen Räumen, in der Regel solche mit schwer wiegenden sozialen Problemlagen. Der Ausgangspunkt der Gemeinwesenarbeit sind – wie in der sozialraumorientierten Sozialen Arbeit (s. 2.2.) – die Interessen der Bewohner/innen, die von Laien und Professionellen zu erfragen sind und ressourcenorientiert in Kooperation mit ihnen zu verwirklichen sind. Anknüpfend an diese Konzepte nimmt die empirische Stadtforschung in den 70er Jahren städtische Strukturen und Stadtteilstrukturen in den Blick, um vor diesem Hintergrund die Folgen städtebaulicher Interventionen in Zusammenarbeit mit den Betroffenen abzuschätzen. Diese Betrachtungsweisen werden später, etwa in den 80er Jahren, durch zielgruppensensible Perspektiven auf soziale Räume ergänzt, z.B. unter besonderer Berücksichtigung von *gender,* Migrationshintergrund und Alter. Unter dem Begriff „Management der städtischen Räume" (Riege/Schubert 2005: 31) prägen in den 90er Jahren im Zuge der Einführung von „New Public Management" (Schedler/Proeller 2009) managerialistische Ansätze die Praxis der Sozialen Arbeit in sozialen Räumen. Sie werden in einigen Kommunen zum Organisationsentwicklungsprinzip, das Zuständigkeiten und Personal, sozialen Raum und Budgets zusammenführt. Sozialraumorientierung erlangt über die dezentrale Fach- und Ressourcenverantwortung in Kombination mit Kontrakten eine neue Bedeutung. Die Verantwortung wird in einigen Fällen von der Zentralverwaltung/den Ämtern in Sozialräume (und an dort aktive sozialwirtschaftliche Organisationen) verlagert (Riege/Schubert 2005).

## 2.2. Prinzipien sozialräumlich orientierter Sozialer Arbeit

Ausgangspunkt sozialräumlicher Konzepte Sozialer Arbeit sind die Interessen der Betroffenen, hinter denen auch ein Wille steht (Hinte 2006). Dies ist zentraler Hintergrund für die Möglichkeit einer aktivierenden statt einer betreuenden Sozialen Arbeit, die nur in Ausnahmefällen konzeptionell vorgesehen ist. Denn nur wo ein Wille und nicht nur ein naiver Wunsch oder ein Bedürfnis vorhanden ist, können auch individuelle und kollektive Ressourcen (im Sozialraum) mobilisiert werden. Deshalb ist sozialraumorientierte Soziale Arbeit – wie Soziale Arbeit im Allgemeinen – ressourcenorientiert. Dabei kommt der reflexiven Kombination personaler (z.B. Fähigkeiten, Beziehungen, Wissen) und im sozialen Raum befindlicher Ressourcen (z.B. Arbeitgeber, Vereine und deren Beziehungen untereinander) entscheidende Bedeutung zu, die durch eine fallunspezifische Arbeit vorbereitet wird (Früchtel/Budde 2006a) und die eine „fallspezifische Stärkenarbeit" (Früchtel/Budde 2006b) ermöglicht. Sozialraumorientierte Soziale Arbeit ist immer zielgruppen- und bereichsübergreifend sowie auf einen spezifischen sozialen Raum bezogen, den die Akteure in ihren sozialen Beziehungen und Interaktionen konstituieren. Dementsprechend müssen die Organisationen flexibel aufgebaut sein, damit sie den oben genannten Prinzipien Rechnung tragen können. Dies stellt wiederum auch besondere Anforderungen an das Personal, weil dieses die Flexibilität garantieren muss. Ein solches Flexibilitätsreservoir ist auch die Vernetzung der unterschiedlichen Akteure und Organisationen in einem sozialen Raum, die wiederum die Basis für eine gelungene sozialraumorientierte Soziale Arbeit bildet.

## 3. Praktische Implikationen sozialraumorientierter Sozialer Arbeit: Das Beispiel dementiell Erkrankter und ihrer Angehörigen

Grundlegend für eine sozialraumorientierte Soziale Arbeit ist ein Verständnis vom sozialen Raum. Dies umfasst mehrere Aspekte. Soziale Räume sind ein Ergebnis einer historischen Entwicklung, die wiederum das aktuelle Geschehen beeinflussen. So entstehen die Organisationen, die Dienstleistungen für dementiell Erkrankte und ihre Angehörigen anbieten, in einem solchen Prozess. Zu fragen ist deshalb u.a., wer die Akteure waren bzw. sind, was die Ergebnisse ihrer Aktivitäten sind, welche spezifischen Herausforderungen entstanden sind und welche Optionen in einem sozialen Raum bestehen. Durch die Beantwortung dieser Fragen versteht der interessierte Beobachter den sozialen Raum und schafft Voraussetzungen für reflexive Eingriffe in soziale Beziehungen und Interaktionen in sozialen Räumen, die partizipativ entwickelt werden. Ferner gehört insbesondere ein Verständnis der unterschiedlichen Lebenslagen der Betroffenen und ihrer Angehörigen dazu. Die Erhebung dieser erfordert eine Kontaktaufnahme und eine „Befragung", genauer: ein Gespräch, in dem diese artikuliert werden kön-

nen. Ferner ist ein Verständnis der Raumnutzungsstrukturen uner-
lässlich, denn dadurch wird klar(er), wer sich wann wo befindet und
welche Aktivitäten dort entfaltet werden. Werden beispielsweise
Gesprächskreise für Angehörige angeboten, ist es von zentraler
Bedeutung an die vorhandenen Raumnutzungsstrukturen anzu-
knüpfen, damit möglichst viele daran teilnehmen (können). Des
Weiteren ist es bedeutsam, die Akteurskonstellationen und die Qua-
litäten der Beziehungen in einem bestimmten sozialen Raum zu
kennen, die sich um das Krankheitsbild der Demenzerkrankung
bilden. Diese Akteure repräsentieren Interessen, üben Macht aus
und gestalten ihre Beziehungen untereinander oder eben nicht. Dies
bedeutet praktisch, dass die Beziehungsqualität, die Interaktionen
der Akteure in den Beziehungen erfasst werden müssen, damit sich
ein adäquates Verständnis des sozialen Raumes einstellen kann.
Dies wiederum ist wichtig für die fallunspezifische Arbeit im sozialen
Raum.

Die fallunspezifische Arbeit im sozialen Raum ist darauf ausgerichtet, die institutionellen Voraussetzungen für die Unterstützung dementiell Erkrankter und ihrer Angehörigen zu schaffen. Anknüpfend
an das Verständnis des sozialen Raums und die ihn kennzeichnen-
de Akteurskonstellation sowie die Qualität der Beziehungen der
Akteure untereinander können Weiterentwicklungsbedarfe bestimmt
werden. Die Weiterentwicklungsbedarfe geben z.B. an

- welche Organisationen fehlen,
- welche Beziehungsqualitäten weiterentwickelt werden müssen, also z.B. von eher kompetitiven und marktlichen zu
  netzwerkförmigen und eher kooperativen Beziehungen,
- welche Pools von Organisationen, die sich um dementiell
  Erkrankte und deren Angehörige kümmern, auf- und ausgebaut, restrukturiert und weiterentwickelt werden müssen,
- wer die Arbeitskräfte für Arbeiten im Feld der Demenz quali-
  fiziert und wer Gründungen von erforderlichen Einrichtungen (im weitesten Sinne) vorantreibt,
- wie die Betroffenen Informationen über Angebote im Feld
  erhalten und wie diese kommuniziert werden sowie
- wer die Koordination zwischen den jeweiligen Akteuren im
  Feld dementieller Erkrankungen übernimmt.

Indem die Akteure im Feld, das heißt öffentliche Verwaltungen,
Krankenkassen und ihr medizinischer Dienst, ambulante und stationäre Pflegeeinrichtungen, Beratungsstellen, Selbsthilfegruppen und
andere ihre Beziehungen und Interaktionen koordinieren, schaffen
sie die Voraussetzungen für erfolgreiche Fallarbeit, aber auch für

14

die Aktivierung und das Empowerment der Betroffenen und ihrer Angehörigen.

In der spezifischen Fallarbeit steht zunächst – ähnlich wie beim Case Management (dazu Wendt/Löcherbach 2006) – die Bildung einer Vertrauensbeziehung im Mittelpunkt. Sie ermöglicht es den Betroffenen, Interessen zu artikulieren. Daran anknüpfend können Ressourcen und Hilfebedarfe eruiert werden, um eine Leistungssteuerung zu planen, sie zu implementieren und zu evaluieren. Dabei ist zu berücksichtigen,

- was die Betroffenen im Zuge des Fortschreitens der Erkrankung selbst können,
- in ihren Beziehungen an Entlastung und Stabilisierung erreicht werden kann und
- wie zu einem möglichst selbst bestimmten Leben beigetragen werden kann.

Von besonderer Bedeutung sind dafür personale Netzwerke, über die Akteure Unterstützung erlangen können. Insofern ist Netzwerkkompetenz und die Fähigkeit, Netzwerke zu analysieren, von zentraler Bedeutung. Das Beispiel eines Ehepaares aus Kempten, das von *Julia Köffer* und *Katrin Lutz* im Rahmen eines Interviews porträtiert wird, zeigt deutlich, erstens wie wichtig personale Netzwerke sind, aber zweitens auch wie klein personale Netzwerke sind, wenn es darum geht, in problematischen Lebenslagen Unterstützung zu organisieren. In solchen Situationen wären unterstützende Netzwerke, die im Feld der Demenz aufgebaut werden, von Bedeutung, weil sie weitere Unterstützungsleistungen verschaffen könnten, wenn diese bekannt sind. Dieses Beispiel belegt zudem, wie personale mit interorganisationalen Netzwerken im Feld der Demenz zusammenspielen könnten, wenn es geeignete Koordinationsformen, eine ausreichende Anzahl von Akteuren und eine darauf abgestimmte Öffentlichkeitsarbeit gibt, die ihre Adressaten/innen erreicht.

Zwischen der fallunspezifischen und der fallspezifischen Arbeit besteht in der sozialraumorientierten Sozialen Arbeit ein rekursives Konstitutionsverhältnis. Indem im Feld der Demenz Beziehungen und Interaktionen zwischen Organisationen koordiniert werden, entstehen Voraussetzungen dafür, dass Adressaten/innen ihre Ressourcen in Prozessen der Selbsthilfe, aber auch die Organisationen ihre Unterstützungsleistungen einbringen können. Die fallspezifische sozialraumorientierte Soziale Arbeit greift aber nicht nur auf Vorleistungen fallunspezifischer Arbeit zu, sondern sie deckt auch Lücken im interorganisationalen Netzwerk auf und trägt somit dazu bei, dass die Versorgungsstrukturen optimiert werden und so auch (aber nicht nur) Selbsthilfe eher möglich wird. Vor dem Hintergrund einer Praxis, die sich an den oben genannten Prinzipien orientiert, können dann umgekehrt die Koordinationsformen, Beziehungen und Interaktionen evaluiert werden und Weiterentwicklungen hinsichtlich Beziehungen, Koordination (-sformen) eingeleitet werden. Sie tragen so zur Reproduktion der Akteurskonstellation und der Praktiken aber auch zu ihrer Veränderung bei, indem Informationen, Daten und Fakten erhoben, aufbereitet, ausgewertet und verwertet werden. In diesem Zyklus von Aktivitäten liegt die entscheidende Ursache für die Steigerung der Reflexivität der Koordination der Aktivitäten und damit zur Aktivierung und Verbesserung der Versorgung dementiell Erkrankter und ihrer Angehörigen (in Kempten und Umgebung).

## 4. Zu den Beiträgen in diesem Band

Es gibt einen wissenschaftlich relativ abgesicherten Erkenntnisstand hinsichtlich der Ausprägung von Demenzen. Der Beitrag von *Betina Zankel* fasst dieses Wissen zusammen und dient der Leserin bzw. dem Leser als eine erste Einführung in die Problematik dementieller Erkrankungen und ihres Verlaufs. *Julia Köffer* und *Katrin Lutz* haben mit Unterstützung der Alzheimergesellschaft Kempten Kontakt zu einem Angehörigen einer Demenzkranken aufgenommen und ihn nach seinen Erfahrungen im Umgang mit der Krankheit befragt. Der Beitrag zeigt trotz seiner Kürze, dass dementielle Erkrankungen lange Zeit ein Tabuthema sind, diese Erkrankung soziale Isolation und schwere körperliche Belastungen für die Pflegenden hervorbringt. Zwar ist bis zum heutigen Tage eine dementielle Erkrankung nicht heilbar. Trotzdem können entsprechende Therapien das Fortschreiten der Erkrankung verzögern. Der Beitrag von *Katharina Sinz* widmet sich deshalb dem Thema der Prävention und Behandlung dementieller Erkrankungen. Wie steht es um die Versorgung von dementiell Erkrankten in Kempten und Umgebung? Diese Frage steht im Mittelpunkt der Powerpoint-Präsentation des Vortrags von *Sylvia Kühbeck* und *Silvia Schley*, den sie im Sommersemester 2008 in der Lehrveranstaltung Handlungslehre der Sozialen Arbeit an der Hochschule für angewandte Wissenschaften – Fachhochschule Kempten gehalten haben. Sie verschaffen der Leserin, dem Leser einen Überblick über die Organisationen, die im Feld der Demenz aktiv sind. Die Beziehungen zwischen diesen Organisationen war Gegenstand der explorativen Untersuchung von *Kerstin Duchardt*, die mittels einer telefonischen Befragung erste Einblicke in die Beziehungsstrukturen in Kempten erhob. Sie kommt zu dem

Ergebnis, dass der Grad der Vernetzung der Akteure in Kempten trotz viel versprechender Ansätze noch weiter ausgebaut werden kann. Die letzte Reform der Pflegeversicherung hat u.a. weit reichende Veränderungen für dementiell Erkrankte und ihre Angehörigen gebracht. Der Aufsatz von *Bernhard Magg, Alisa Mösle* und *Anna Wilde* stellt Bezüge zu den unterschiedlichen Sozialgesetzbüchern her und ordnet die Neuerungen ein. Da dementielle Erkrankungen gegenwärtig nicht heilbar sind, sind schwierige Entscheidungen der Betroffenen und der Angehörigen nach einer entsprechenden Diagnose erforderlich. Der Beitrag von *Anna Wilde* setzt sich mit Patientenverfügungen auseinander und gibt Hinweise, worauf zu achten ist. Sie bezieht sich dabei vor allem auf vom Bundesministerium für Justiz herausgegebene Informationen. Abschließend geht mein Kollege *Prof. Dr. Johannes Zacher* auf Fragen von Qualität in der Versorgung dementiell Erkrankter ein.

Der vorliegende Band richtet sich nicht nur an Lehrende, Studierende und Fachkräfte aus dem Gebiet der Sozialen Arbeit und der Sozialwirtschaft, sondern auch an Betroffene, ihre Angehörigen, politische Entscheidungsträger und Selbsthilfegruppen. Er ist vor allem das Produkt einer studentischen Arbeitsgruppe, die sich anknüpfend an die Lehrveranstaltung „Handlungslehre der Sozialen Arbeit" im zweiten Semester am Ende des Sommersemesters 2008 gebildet hat und über mehr als ein Jahr hinweg neben Vollzeitstudium und Nebentätigkeiten an der Abfassung der Beiträge gearbeitet hat. Die Autorinnen und Autoren hegen die Hoffnung, dass ihre Ausführungen Diskussionen stimulieren, die dazu beitragen, dass die Versorgung an Demenz erkrankten Personen in Kempten und Umgebung weiter optimiert werden kann. Sie sind zuversichtlich, dass dies gelingen wird.

# Literatur

Alinsky, S. D. (1984): Anleitung zum Mächtigsein. Bornheim-Merten.

Brülle, H./Reis, C./Reiss, H.-C. (1998): Neue Steuerungsmodelle in der Sozialen Arbeit. Ansätze zu einer adressaten- und mitarbeiterorientierten Reform der öffentlichen Sozialverwaltung? In: Reis, C./Schulze-Böing, M. (Hrsg.): Planung und Produktion sozialer Dienstleistungen. Die Herausforderung „neuer Steuerungsmodelle". Berlin, S. 55-79.

Budde, W./Früchtel, F./Hinte, W. (Hrsg.) (2006): Sozialraumorientierung. Wege zu einer veränderten Praxis. Wiesbaden.

Burgess, E. W. (1929): Urban areas. In: Smith, T. V./White, L. D. (Hrsg.): Chicago. An experiment in social science research. Chicago, S. 114-123.

Früchtel, F./Budde, W (2006a): Wie funktioniert fallunspezifische Ressourcenarbeit? Sozialraumorientierung auf der Ebene von Netzwerken. In: Budde, W./Früchtel, F./Hinte, W. (Hrsg.) (2006): Sozialraumorientierung. Wege zu einer veränderten Praxis. Wiesbaden, S. 201-218.

Früchtel, F./Budde, W. (2006b): Wie funktioniert fallspezifische Stärkenarbeit? Sozialraumorientierung auf der Ebene von Individuen. In: Budde, W./Früchtel, F./Hinte, W. (Hrsg.) (2006): Sozialraumorientierung. Wege zu einer veränderten Praxis. Wiesbaden, S. 219-229.

Giddens, A. (1984): The constitution of society. Outline of the theory of structuration. Cambridge.

Giddens, A. (1990): The consequences of modernity. Oxford.

Grabher, G. (1993): The weakness of strong ties: The lock-in of regional development in the Ruhr-area. In: Grabher, G. (Hrsg.): The embedded firm. On the socio-economics of industrial networks. London/New York, S. 255-277.

Hinte, W. (2006): Geschichte, Quellen und Prinzipien des Fachkonzepts „Sozialraumorientierung". In: Budde, W./Früchtel, F./Hinte, W. (Hrsg.) (2006): Sozialraumorientierung. Wege zu einer veränderten Praxis. Wiesbaden, S. 7-24.

Hinte, W./Litges, G./Springer, W. (2000): Soziale Dienste: Vom Fall zum Feld. Soziale Räume statt Verwaltungsbezirke. Berlin.

Jahoda, M./Lazarsfeld, P. F./Zeisel, H. (1975): Die Arbeitslosen von Marienthal. Ein soziografischer Versuch. Frankfurt am Main (Erstveröffentlichung Leipzig 1933).

Kessl, F./Reutlinger, C. (2007): Sozialraum. Eine Einführung. Wiesbaden.

Kessl, F./Reutlinger, C./Maurer, S./Frey, O. (Hrsg.) (2005): Handbuch Sozialraum. Wiesbaden.

Mitchell, J. C. (1969): The concept and use of social networks. In: Mitchell, J. C. (Hrsg.): Social networks in urban situations. Manchester, S. 1-32.

Riege, M./Schubert, H. (2005): Zur Analyse sozialer Räume. Ein interdisziplinärer Integrationsversuch. In: Riege, M./Schubert, H. (Hrsg.): Sozialraumanalyse. Grundlagen – Methoden – Praxis. 2. Auflage. Wiesbaden, S. 7-68.

Schedler, K./Proeller, I. (2009): New Public Management. Bern.

Schmidt, R. (2005): Geteilte Verantwortung: Angehörigenarbeit in der vollstationären Pflege und Begleitung von Menschen mit Demenz. In: Otto, U./Bauer, P. (Hrsg.): Mit Netzwerken professionell zusammenarbeiten. Band 1. Soziale Netzwerke in Lebenslauf- und Lebenslagenperspektiven. Tübingen, S. 575-616.

Stehr, N. (2001): Wissen und Wirtschaften. Die gesellschaftlichen Grundlagen der modernen Ökonomie. Frankfurt am Main.

Wendt, W. R. (2006): State of the art: Das entwickelte Case Management. In: Wendt, W. R./Löcherbach, P. (Hrsg.): Case Management in der Entwicklung. Stand und Perspektiven in der Praxis. Heidelberg etc., S. 1-42.

Wendt, W. R./Löcherbach, P. (Hrsg.): Case Management in der Entwicklung. Stand und Perspektiven in der Praxis. Heidelberg etc.

Windeler, A. (2001): Unternehmungsnetzwerke. Konstitution und Strukturation. Wiesbaden.

Wirth, C. (2006): Fallmanagement und interorganisationale Netzwerke: Paradigmenwechsel in der Zusammenarbeit mit Dritten. In: Braun, H.-D./Ertelt, B.-J. (Hrsg.): Paradigmenwechsel in der Arbeitsmarkt- und Sozialpolitik?. Brühl, S. 215-238.

*Betina Zankel*

# Einführung in das Krankheitsbild Demenz

## 1. Einleitung

Wie muss sich ein Kind fühlen, wenn die eigene Mutter es nicht mehr erkennt? Wie muss sich ein Mann fühlen, wenn die Frau, mit der er seit 40 Jahren verheiratet ist, ihn für einen Fremden hält? Aber genau in solchen Situationen wird das Ausmaß einer Demenz deutlich. Nicht einmal mehr die engsten Vertrauten werden erkannt. Und das ist nur eine Äußerung dieser Krankheit. In den einzelnen Abschnitten möchte ich einen Einblick in die Formen und Ursachen von Demenzerkrankungen und ihren Krankheitsverlauf geben.

## 2. Zum Begriff der Demenz

Die wörtliche Übersetzung des Begriffs „Demenz" aus dem Lateinischen lautet „ohne Geist". Der Verlust der geistigen Leistungsfähigkeit ist ein wesentliches Merkmal der Demenzerkrankung.

Die Internetseite wikipedia.org formuliert die Definition von Demenz nach ICD 10 wie folgt: „Demenz (ICD-10-Code F00-F03) ist ein Syndrom als Folge einer meist chronischen oder fortschreitenden Krankheit des Gehirns mit Störung vieler höherer kortikaler Funktionen, einschließlich Gedächtnis, Denken, Orientierung, Auffassung, Rechnen, Lernfähigkeit, Sprache, Sprechen und Urteilsvermögen im Sinne der Fähigkeit zur Entscheidung. Das Bewusstsein ist nicht getrübt. Für die Diagnose einer Demenz müssen die Symptome nach ICD über mindestens sechs Monate bestanden haben. Die Sinne (Sinnesorgane, Wahrnehmung) funktionieren im für die Person üblichen Rahmen. Gewöhnlich begleiten Veränderungen der emotionalen Kontrolle, der Affektlage, des Sozialverhaltens oder der Motivation die kognitiven Beeinträchtigungen; gelegentlich treten diese Syndrome auch eher auf. Sie kommen bei Alzheimer-Krankheit, Gefäßerkrankungen des Gehirns und anderen Zustandsbildern vor, die primär oder sekundär das Gehirn und die Neuronen betreffen."

Eine Demenz zeigt sich in verschiedenen Krankheitsbildern. Die häufigsten Formen möchte ich im folgenden Abschnitt kurz erklären.

## 3. Formen und Ursachen der Demenz

Demenzen können in primäre und sekundäre Demenzen eingeteilt werden. Unter primären Demenzen sind die Erkrankungen zu verstehen, die ihre Ursache im Gehirn haben, wie z.B. die Alzheimer-Demenz oder die vaskuläre Demenz. Die primären Demenzen lassen sich noch unterteilen in degenerative Demenzen, bei denen die Krankheit fortschreitend verläuft und die etwa 80 % der Demenzerkrankungen ausmachen, und nicht degenerative Demenzen, wie ein Hirntumor oder ein Schädel-Hirn-Trauma, die nicht fortschreitend sind und bei rechtzeitigem erkennen teilweise geheilt werden können. Sekundäre Demenzen hingegen sind Demenzformen, die durch außerhalb des Gehirns liegender Erkrankungen (z.B. Stoffwechselstörungen) oder sonstiger Schädigungen (z.B. Alkoholismus) ausgelöst werden (www.alzheimerinfo.de).

- **Alzheimer Demenz**

  Die Alzheimer-Demenz ist die häufigste Form einer Demenzerkrankung. Laut der Internetseite www.alzheimerinfo.de sind es rund 60 % aller Demenzen die durch eine Alzheimer-Demenz hervorgerufen werden. Die Alzheimer-Krankheit ist keine Alterskrankheit, sie kann bereits vor dem 50. Lebensjahr auftreten. Allerdings steigt das Risiko zu erkranken mit zunehmendem Alter immer mehr an. Aufgrund von problematischen Stoffwechselveränderungen kommt es zum Absterben von Nervenzellen im Gehirn. Die Zellhaut wird bei der Zellteilung an falscher Stelle gespalten, dadurch entstehen für die Nervenzellen schädliche Bruchstücke. Diese verklumpen zu einer Masse dem sogenannten Amyloid. Folge des Nervenzellenverlustes ist das Fehlen von Überträgerstoffen wie Acetylcholin, das für die Aufmerksamkeit wichtig ist. Im Gegensatz dazu wird der Überträgerstoff Glutamat im Übermaß ausgeschüttet. Das bewirkt in den Nervenzellen einen Dauerreiz, der letztendlich auch zu deren Absterben führt. Die Ursachen der Alzheimer-Krankheit sind nicht vollständig bekannt. Meist ist es ein Zusammentreffen von verschiedenen Faktoren, z.B. das zunehmende Alter, Vorschädigung oder Erbfaktoren (Deutschen Alzheimer Gesellschaft e.V.).

- **Vaskuläre Demenz**

Bei einer vaskulären Demenz kommt es aufgrund von Durchblutungsstörungen zu einem Absterben der Nervenzellen. In den meisten Fällen ist eine Wandverdickung der Blutgefäße die Ursache. Es können nicht mehr alle Hirnregionen ausreichend mit Blut versorgt werden. Eine solche Gefäßerkrankung bewirkt kleine Infarkte, wodurch die Nervenfasern Schaden nehmen (deutsche-alzheimer.de). Als vaskuläre Demenz zählt auch die Multi-Infarkt-Demenz (MID). Hier wird das Gehirn durch mehrere kleine Schlaganfälle geschädigt. Dadurch entsteht ein meist phasenhafte Verlauf der Krankheit. Zu den Risikofaktoren zählen unter anderem Bluthochdruck und Herzerkrankungen (Falk J.).

- **Lewy-Body- oder Lewy-Körperchen-Demenz**

Es handelt sich hierbei um eine sehr seltene Form der Demenzerkrankung. Gehirnregionen werden durch Eiweißablagerungen, den sogenannten Lewy-Bodys geschädigt. Das Gehirn kann nicht mehr richtig arbeiten und es kommt zu Störungen, die oftmals phasenhaft auftreten. Da die Lewy-Körperchen-Demenz der Alzheimer-Demenz sehr ähnelt, kann keine genaue Abgrenzung gemacht werden. Auch der Umfang von Mischformen ist nicht bekannt (www.deutsche-alzheimer.de).

- **Korsakow-Syndrom**

Das Korsakow-Syndrom ist häufig die Folge einer Alkoholkrankheit, eines Traumas oder die Folgeerscheinung einer Infektion im Gehirn. Die Betroffenen verlieren die Fähigkeit neue Informationen abzuspeichern. Gleichzeitig werden Gedächtnislücken mit meist frei erfundenen Geschichten gefüllt. Besonders die Gehirnregion, die für Emotionen zuständig ist, bei dieser Demenzform stark betroffen, sodass Erkrankte häufig extreme Veränderungen in ihren Emotionen zeigen (www.deutsche-alzheimer.de).

Der Verlauf der Krankheit ist bei jedem Betroffenen individuell. Grundsätzlich geht man bei einer Demenz von einer durchschnittlichen Krankheitsdauer von sieben bis zehn Jahren aus. Im folgenden Abschnitt gehe ich auf den möglichen Verlauf einer Demenz beschreiben.

## 4. Krankheitsverlauf

Während des Krankheitsverlaufs sterben Nervenzellen und ganze Nervenzellenverbindungen ab. Durch den langsamen und immer weiter voranschreitenden Verlust der Nervenzellen bleibt die Demenz in vielen Fällen zunächst unbemerkt. Erst in einem späteren Stadium werden die Symptome erkennbarer und können nicht mehr mit dem zunehmende Alter erklärt werden (Zukunftsforum Demenz). Auch wenn der Krankheitsverlauf bei jedem Patienten unterschiedlich ist, teilt man den Verlauf einer Demenz ab dem Eintreten der ersten Symptome in drei Stadien, mit einer durchschnittlichen Dauer von 3 Jahren ein (Deutschen Alzheimer Gesellschaft e.V.). Die Grafik von der Internetseite www.zukunftsforum-demenz.de soll einen kurzen bildlichen Überblich über den Krankheitsverlauf geben.

- **Frühes Stadium: leichte Demenz**

    In diesem frühen Krankheitsstadium zeigen sich zunächst kognitive Defizite. Den Patienten fällt es zunehmend schwerer, sich an Inhalte aus Gesprächen oder Gelesenem zu erinnern. Neuere Ereignisse und Termine werden vergessen und Gegenstände wie z.B. der Haustürschlüssel werden häufiger verlegt. Diese Defizite schränken den Alltag der Betroffenen nur bedingt ein. Bei komplexeren Aufgaben wie z.B. Bankgeschäften oder Vertragsabschlüssen benötigen die Demenzkranken zunehmend mehr Hilfe. Der Verlust der Fähigkeiten wie Urteilungsvermögen und die örtliche Orientierung sowie Entscheidungen zu treffen und Probleme zu lösen, führen in vielen Fällen bei Patienten zu einer geringeren Motivation und weniger Eigenaktivität. Andere sind leicht reizbar oder haben ausgeprägte Stimmungsschwankungen. Diese Reaktionen zeigen sich, da sich die Betroffenen in diesem frühen Stadium über das Nachlassen ihrer Leistungen bewusst sind und versuchen ihre Fehler zu verstecken um die Erkrankung zu verschleiern (Deutschen Alzheimer Gesellschaft e.V.).

- **Mittleres Stadium: mittlere Demenz**

Im weiteren Verlauf der Krankheit nehmen die Symptome des ersten Stadiums immer mehr zu. Besonders in diesem Stadium werden die zunehmenden Sprachstörungen bemerkbar. Viele Betroffene können keine ganzen Sätze mehr bilden oder haben Wortfindungsstörungen. Dieses Stadium ist besonders durch Erinnerungsverlust geprägt. Sogar an nahe Verwandte, Kinder ja sogar Ehepartner können sich die Patienten nicht mehr erinnern. Zunehmend ist der Alltagsablauf gestört. Der Tagesrhythmus mit Schlaf- und Wachzeiten geht verloren und die Erkrankten bringen Tageszeiten und Datum durcheinander. Nicht nur die Wahrnehmung der Umwelt, sondern auch die Selbstwahrnehmung ist gestört und die Krankheit wird von den Betroffenen selbst nicht mehr bewusst wahrgenommen. Durch den Verlust vieler Erinnerungen leben Patienten vor allem in der Vergangenheit. In dieser Phase verändert sich auch häufig das Verhalten der Erkrankten, indem sie häufig eine starke Unruhe zeigen. Oft kommt es auch zu wahnhaften Überzeugungen, aber auch echte Sinnestäuschungen sind nicht selten. Am Ende dieses Stadiums kommt oft erschwerend eine Inkontinenz hinzu (Deutschen Alzheimer Gesellschaft e.V.).

- **Fortgeschrittenes Stadium: schwere Demenz**

Im letzten Stadium sind die Patienten vollständig auf fremde Hilfe angewiesen. Ein selbständiger Alltag ist nicht mehr möglich, denn der geistige Abbau ist sehr weit fortgeschritten. Neben dem geistigen bemerkt man in dieser Phase auch den körperlichen Abbau stark. Die Betroffenen verlieren ihr Körpergefühl, werden bettlägerig und zeigen häufig Symptome wie Krampfanfälle und Schluckstörungen. Jetzt sind die Erkrankten besonders anfällig für andere Infektionen und gerade eine Lungenentzündung ist bei den Dementen die häufigste Todesursache (Deutschen Alzheimer Gesellschaft e.V.).

# Literatur

Deutschen Alzheimer Gesellschaft e. V. (Hrsg.) (2008): Das Wichtigste über die Alzheimer-Krankheit.

Falk J. (2204): Basiswissen Demenz. Weinheim und München.

Kastner, U./Löbach, R. (2007): Handbuch Demenz. 1. Auflage. München.

Stoppe G. (2007): Demenz. 2. Auflage. München.

Thiel H./Jensen M./Traxler S. (Hrsg.) (2004): Psychiatrische Pflege. 2. Auflage. München

Zukunftsforum Demenz (Hrsg.), Leben mit Demenzkranken.

# Internet

http://www.alzheimerinfo.de/alzheimer/demenz-alzheimer/ (Zugriff am 20.04.2009)

http://www.alzheimerinfo.de/alzheimer/formen/ (Zugriff am 20.04.2009)

http://www.alzheimerinfo.de/alzheimer/ursachen/ (Zugriff am 20.04.2009)

http://www.bmg.bund.de/cln_110/nn_1196862/SharedDocs/Publikationen/DE/Pflege/bmg-p-g504-gedaecht-nis,templateId=raw,property=publicationFile.pdf/bmg-p-g504-gedaechtnis.pdf (Zugriff am 20.04.2009)

http://www.deutsche-alzheimer.de/index.php?id=13 (Zugriff am 20.04.2009)

http://www.deutsche-alzheimer.de/index.php?id=25 (Zugriff am 20.04.2009)

http://www.deutsche-alzheimer.de/index.php?id=26 (Zugriff am 20.04.2009)

http://www.deutsche-alzheimer.de/index.php?id=4 (Zugriff am 20.04.2009)

http://www.dgk.de/fileadmin/user_upload/AIW/pdf/RKI_Altersdemenz.pdf (Zugriff am 20.04.2009)

http://www.pflege-management.de/demenz/pflege-medizin/demenz-grundlagen-und-fachbegriffe/ (Zugriff am 20.04.2009) http://www.wikipedia.org/wiki/Alzheimer_Krankheit (Zugriff am 20.04.2009)

http://www.wikipedia.org/wiki/Demenz (Zugriff am 20.04.2009)

http://www.zukunftsforum-demenz.de/demenz/demenz4.html (Zugriff am 20.04.2009)

http://www.zukunftsforum-demenz.de/demenz/index.html (Zugriff am 20.04.2009)

*Julia Köffer und Katrin Lutz*

# Ein kurzes Gespräch über ein schwieriges Thema

## Der Ehemann einer Demenzkranken spricht über seine Erfahrungen

*Interviewer:* *Wie lange ist Ihre Ehefrau mittlerweile an Demenz erkrankt?*

Herr Müller[1]: Bei ihr wurde vor ca. 11 Jahren Alzheimer/Altersdemenz diagnostiziert. Damals war sie erst 54 Jahre alt.

*Interviewer:* *Wie hat sich die Krankheit zu Beginn bemerkbar gemacht?*

Herr Müller: Meine Frau hat sich nicht mehr ihre üblichen Notizzettel geschrieben, sondern genau die Uhrzeit für die jeweiligen Tätigkeiten notiert. Außerdem ist Sie nicht mehr zu Verabredungen erschienen, da sie die Uhrzeit falsch gelesen oder kein Zeitgefühl mehr hatte.

Anfangs hatte ich die Vermutung, dass Sie einfach nachlässiger geworden ist. Allerdings hat Sie auch selbst bemerkt, dass es ihr nicht mehr so leicht fiel die einfachen Dinge des Alltags zu bewältigen. Wir haben dann auch bald einen Arzt zu Rate gezogen.

*Interviewer:* *In welche Krankheitsstufen kann die Krankheit Ihrer Frau unterteilt werden?*

Herr Müller: Die Krankheit kann in drei Abschnitte unterteilt werden. Im Anfangsstadium traten auffällige Unregelmäßigkeiten auf, die jedoch noch nicht endgültig zugeordnet werden konnten. Durch die Prognose des Arztes konnten die Verhaltensänderungen mit Gewissheit der Krankheit zugeordnet werden. Durch

---

[1] Der Name wurde von den Autorinnen geändert, da der Interviewte anonym bleiben möchte.

das Fortschreiten der Krankheit kam es zunächst zum Verlust des Denkvermögens. Darauf folgte der Zusammenbruch des Sprachzentrums sowie zunehmende körperliche Einschränkungen.

| | |
|---|---|
| *Interviewer:* | *Wer hat Ihre Frau während der Krankheit betreut?* |
| Herr Müller: | Über zehn Jahre lang habe ich meine Frau selbst gepflegt. Nur in Ausnahmesituationen habe ich die Hilfe unserer Nachbarin herangezogen. Seit knapp zwei Jahren wird sie nun in einem Pflegeheim betreut. Bevor ich bereit war, diesen Schritt zu gehen, ist viel Zeit vergangen und ich habe mich fast aufgearbeitet. Erst als Sie ihre Außenwelt nicht mehr wahrgenommen hat und ich nicht mehr im Stande war, eine ausreichende Pflege zu gewährleisten, habe ich mich dazu überwunden, Ihre Pflege in fremde Hände zu geben. |
| *Interviewer:* | *Welche auffälligen Symptome konnten Sie in den verschiedenen Phasen feststellen?* |
| Herr Müller: | Zu Beginn traten verschiedene Ängste auf. Durch die Angst vor Wasser wurde das Haare waschen immer schwieriger und die vorher regelmäßigen Friseurbesuche wurden allmählich unmöglich. Außerdem wehrte Sie sich auch gegen das Liegen auf dem Rücken. |
| *Interviewer:* | *Welche Konsequenzen ergaben sich mit der Krankheit ihrer Frau für Sie und Ihr Umfeld?* |
| Herr Müller: | Zuerst haben wir versucht die Krankheit zu vertuschen. Beispielsweise habe ich bei Fragen, die an meine Frau gerichtet waren, für Sie geantwortet. Natürlich isoliert man sich auch automatisch, in dem man Einladungen nicht mehr wahrnimmt. Speziell für mich als Ehemann war es anfangs sehr schwer die Krankheit zu akzeptieren. Aus diesem Grund war es auch nicht so leicht das Umfeld sofort über den Zustand meiner Frau zu informieren. |
| *Interviewer:* | *Welche Beratungs- und Behandlungsangebote haben Sie und Ihre Frau während der Krankheit in An-* |

*spruch genommen und wie sind Sie auf diese aufmerksam geworden?*

Herr Müller: Unser Hausarzt und ein Neurologe haben uns von Anfang an unterstützt. Später wurde ich auch durch einen ambulanten Pflegedienst der Caritas halbjährlich beraten. Erst durch die Unterbringung meiner Frau in einem Pflegeheim kam ich mit der Alzheimergesellschaft in Kontakt.

Interviewer: *Konnten Sie eine Vernetzung der einzelnen Institutionen feststellen? Wenn ja, welche?*

Herr Müller: Ich konnte nur eine Vernetzung zwischen dem Pflegeheim und der Alzheimergesellschaft feststellen.

Interviewer: *Wie effektiv haben Sie die wahrgenommenen Angebote empfunden?*

Herr Müller: Vor ca. sechs bis sieben Jahren war es sehr schwer Informationen über Demenz zu bekommen. Dieses Thema war damals noch ein Tabuthema. Heute bekommt man vielfältige Informationen über die Medien. Ich persönlich habe vor allem die Beratung durch unsere Ärzte sehr geschätzt.

Interviewer: *Welche Beratungs- und Behandlungsangebote haben Sie vermisst?*

Herr Müller: Das kann ich schlecht beurteilen. Wir haben vor allem private Netzwerke, wie beispielsweise die Hilfe unserer Nachbarin in Anspruch genommen. Diese haben für mich einen weit höheren Stellenwert als professionelle Hilfen.

Interviewer: *Welche noch nicht vorhandenen Netzwerke wären aus Ihren persönlichen Erfahrungen sinnvoll?*

Herr Müller: Ich empfinde die bestehenden Angebote als sehr vielfältig.

Interviewer: *Wir danken Ihnen, dass Sie sich die Zeit für dieses für uns sehr aufschlussreiche Gespräch genommen haben und bereit waren alle unsere Fragen zu beantworten.*

*Katharina Sinz*

# Prävention und Therapie von Alzheimer

## 1. Einleitung

Dieser Beitrag beschäftigt sich mit dem Thema Prävention und Therapie hinsichtlich der Alzheimer-Erkrankung. Kann ihr vorgebeugt werden und wenn ja, wie? Welche Therapieformen – medikamentöser und nicht-medikamentöser Art gibt es?

Im folgenden Beitrag gehe ich zunächst auf die Prävention der Erkrankung ein, ehe ich mich unterschiedlichen Therapiekonzepten und der Alzheimer-Forschung widme.

## 2. Prävention

Laut Alzheimer Forschung Initiative e.V.[1] (2009) gibt es bislang keine Möglichkeiten, sich präventiv vor einer Alzheimer-Erkrankung zu schützen. Allerdings kann das Risiko, an Demenz zu erkranken, laut großen epidemiologischen Studien gesenkt werden. Heutzutage basiert die Prävention auf drei Säulen, die jeder einzelne berücksichtigen kann: geistige Aktivität, gesunde Ernährung und regelmäßige Bewegung.

- **Geistige Aktivität**

  Zahlreiche Studien bestätigen, dass geistig aktive Menschen ein geringeres Alzheimer-Risiko haben als Menschen, die geistig träge sind. Wissenschaftler raten, dem geistigen Verfall im Alter schon in jungen Jahren vorzubeugen. Nur bei stetiger Konfrontation des Gehirns mit Eindrücken und Anforderungen, bleibt seine Leistungsfähigkeit bis ins hohe Alter erhalten. Beispielsweise kann das regelmäßige Anwenden von Fremdsprachen das Alzheimer-Risiko

---

[1] Die Alzheimer Forschung Initiative e.V. (AFI) ist ein gemeinnütziger Verein, der mit Spendengeldern die Alzheimer-Forschung unterstützt und Betroffene sowie die Öffentlichkeit über die Alzheimer-Krankheit aufklärt. Die AFI wurde 1995 gegründet und ist heute der größte private Förderer der Alzheimer-Forschung in Deutschland.

senken. Klassisches „Memory", Puzzles und Denkspiele sind ebenfalls zu empfehlen.

- **Gesunde Ernährung**

Die Alzheimer Forschung Initiative e.V. (2009) unterscheidet zwischen mehreren Stoffen, die das Risiko, an Alzheimer zu erkranken, fördern bzw. senken. Hierbei handelt es sich um eine nicht abgeschlossene Aufzählung untersuchter Stoffe:

- o Folsäure

  2005 zeigte eine amerikanische Studie, dass die täglich Einnahme von mindestens 400 Mikrogramm Folsäure das Risiko einer Erkrankung um 55 Prozent senken kann. Zwei Jahre später wurde eine Studie veröffentlicht, die zeigte, dass die Zuführung von 800 Mikrogramm Folsäure pro Tag an gesunde Probanden zwischen 50 und 70 Jahren nach drei Jahren zu verbesserten kognitiven Leistungen führte. Laut Alzheimer Forschung Initiative e.V. (2009) kann trotzdem nicht generell zu einer vermehrten Aufnahme von Folsäure geraten werden. Wenn diese durch gesunde Ernährung erfolgt, scheint sie jedoch unbedenklich. Vorwiegend enthalten ist Folsäure in Orangen, grünem Blattgemüse und Vollkorn.

- o Homocystein

  Herrscht im Körper ein Mangel an Folsäure oder an anderen B-Vitaminen, kann ein erhöhter Homocystein-Spiegel die Folge sein, der bekanntlich das Risiko für Herz- und Gefäßerkrankungen fördert. 2004 haben italienische Mediziner einen Zusammenhang zwischen Homocystein, Folsäure und Vitamin B12 bei Patienten mit Demenz entdeckt und konnten nachweisen, dass ein erhöhter Homocystein-Spiegel auch zur Förderung der Alzheimer-Erkrankung beitragen kann, so die Alzheimer For-

34

schung Initiative e.V. (2009). Der Abbau des Homocystein findet insbesondere durch Folsäure und die Vitamine B6 und B12 statt. Vitamin B6 ist u.a. in Bananen, Kirschen, Milchprodukten, Leber und Vollkornprodukten enthalten. Vitamin B12 kommt überwiegend in Fleisch, Fisch, Leber, Milch, Milchprodukten und Eiern vor.

- Vitamin E, C, A

Bei der Bildung schädlicher Ablagerungen im Gehirn dürfen sog. freie Radikale nicht unerwähnt bleiben. Als reaktive Stoffwechselprodukte des Sauerstoffs zerstören diese Zellmembranen und ähnliche Strukturen und stehen deshalb in Verdacht, an der Entstehung von Demenzen mitzuwirken. Gegen freie Radikale wirken sog. Radikalenfänger. Zu diesen Fänger zählen die Vitamine E, C und das Provitamin A. Dabei empfehlen Studien, diese Vitamine in natürlicher Form aufzunehmen und nicht auf Nahrungsergänzungspräparate zurückzugreifen, da in ihnen der Schutzeffekt von Vitamin E nicht eindeutig nachgewiesen werden konnte.

- Omega-3-Fettsäuren

Die Aufnahme dieser Fettsäuren ist sehr wichtig, um einer Erhöhung des sog. oxidativen Stress` im Körper vorzubeugen und dadurch eine Gefäßschädigung abzuwenden. Dabei sind insbesondere Seefische reich an ungesättigten Omega-3-Fettsäuren und hemmen diese besondere Stoffwechsellage im Körper. Deshalb empfiehlt die Alzheimer Forschung Initiative e.V. (2009) zwei bis drei Fischmahlzeiten wöchentlich in den persönlichen Speiseplan aufzunehmen. Auch in diesem Fall fehlen eindeutige Ergebnisse der Wissenschaft zur Vorbeugung gegen Alzheimer mit Fischölkapseln, da nicht nachgewiesen ist, dass genau die Fettsäuren, die zur Prävention geeignet sind, in den Präparaten in ausreichender Menge vorhanden sind.

- **Regelmäßige Bewegung**

Auch wenn bisher keine Studien vorliegen, die beweisen, dass körperliche Aktivität gegenüber der Alzheimer-Erkrankung eine präventive Wirkung hat, lassen jüngste Untersuchungen vermuten, dass Bewegung nicht nur den Stoffwechsel des Körpers an sich, sondern insbesondere des Gehirns positiv beeinflusst. Körperliche Aktivität regt im Allgemeinen die Durchblutung an – auch die des Gehirns –, versorgt dadurch das Gewebe mit Sauerstoff und sorgt so für eine verbesserte Fähigkeit zur Konzentration und Gedächtnisleistung. Große Kohortenstudien zeigten seit 2003 ähnliche Ergebnisse: Körperlich inaktive Menschen haben ein 20-70 % erhöhtes Risiko, an Alzheimer-Demenz zu erkranken. Deshalb sollte auf regelmäßige Bewegung geachtet werden, z.B. Walking, Schwimmen, Radeln, und auch im Alltag Gelegenheiten zu Bewegung genutzt werden, z.B. Treppen steigen statt Fahrstuhlnutzung. Darüber hinaus sollten bisher bekannte Risikofaktoren wie Bluthochdruck, Diabetes mellitus und ein hoher (LDL-) Cholesterinspiegel regelmäßig kontrolliert und nötigenfalls behandelt werden. Denn diese Herz-Kreislauf-Parameter gelten auch als Risikofaktoren für Alzheimer, so die Alzheimer Forschung Initiative e.V. (2009).

# 3. Therapie

## 3.1. Ansätze medikamentöser Therapie

Wiborg (2009) schreibt hierzu, dass das Gehirn zur Informationsübertragung und Informationsverarbeitung bestimmte Botenstoffe (sog. Transmitter) benötigt, welche zur Kommunikation der Nervenzellen untereinander dienen (vgl. Beitrag von *Betina Zankel* in diesem Band). Ein Defizit an diesen Transmittern im Gehirn, insbesondere an Acetylcholin, scheint u.a. die Krankheitszeichen der Alzheimer-Demenz zu verursachen. Deshalb erfolgt die medikamentöse Therapie normalerweise mit sog. (Acetyl-) Cholinesterasehemmer, die ein Enzym blockieren, das für den Abbau des Acetylcholins zuständig ist – die sog. Cholinesterase. Folglich steigt die Konzentration des Botenstoffes Acetylcholin an. Der Gedächtnisabbau kann mithilfe dieses Wirkstoffes gegenüber einer Nichtbehandlung gegenwärtig etwa ein bis zwei Jahre verzögert, aber nicht aufgehalten werden. Aus diesem Grund ist Demenz nicht heilbar. Hinsichtlich des Wirkmechanismus beschreiten die sog. Glutamat-Antagonisten einen anderen Weg[2]. Bei mittelschwer und schwer dementen Alzheimer-Patienten zeigt dieser Wirkstoff eine Stabilisierung des allgemeinen Leistungsniveaus über einen Zeitraum von sechs Monaten.

In der Behandlung von Alzheimer-Patienten werden des Weiteren antioxidative Wirkstoffe wie Vitamin A, C, E und Gingko Biloba eingesetzt, welche u.a. vor freien Radikalen schützen. Als reaktive Stoffwechselprodukte des Sauerstoffs schädigen diese – wie schon im Abschnitt über Prävention erwähnt – Zellmembranen und ähnliche Strukturen und stehen deshalb in Verdacht, an der Entstehung von Demenzen mitzuwirken. Allerdings gilt die Wirksamkeit von Antioxidanzien wissenschaftlich nicht als eindeutig gesichert.

## 3.2. Nicht-medikamentöse Therapieformen

Die verschiedenen Ansätze nicht-medikamentöser Therapieformen sind breit gestreut und vielfältig. Je nachdem, in welchem Maße Krankheitssymptome bei Patienten auftreten, gibt es andere Ansatzpunkte für die Therapie. Während sich im frühen Stadium einer Alzheimer-Erkrankung eher Therapieansätze eignen, die der Krankheitsbewältigung und der Unterstützung der Merkfähigkeit dienen, sollte im Verlauf der Krankheit verstärkt auf die Angehörigenbetreuung und auf den Erhalt alltagspraktischer Fähigkeiten seitens der Patienten eingegangen werden. Deshalb soll in diese Band nur eine Auswahl nicht-medikamentöser Therapieformen vorgestellt werden:

---

[2] Ausgesuchte Glutamat-Antagonisten werden bei fortgeschrittenen Erkrankungsstadien eingesetzt, um eine Überreizung von Nervenzellen im Gehirn zu verhindern. Ihre Wirkung beruht auf der Blockade der Nervenzellreizung durch Glutamat. Glutamat ist ein Botenstoff, mit dessen Hilfe Nervenzellen untereinander Signale austauschen. Von allen Botenstoffen des Gehirns besitzt Glutamat die stärkste erregende Wirkung auf das Nervensystem. Die Blockade dieser erregenden Wirkung schützt die vorgeschädigten Nervenzellen von Alzheimer-Patienten vor Überforderung.

### 3.2.1. Aktivierung und Anregung

Laut Glaser von der Alzheimerinfo von Merz Pharma (2009) sollen Alzheimer-Patienten entsprechend ihrer Interessen und Fähigkeiten sowohl geistig als auch körperlich gefordert werden. Dabei muss immer darauf geachtet werden, dass den Betroffenen keine Überforderung abverlangt wird. Zur Erhaltung der Beweglichkeit sind neben allgemein aktivierenden Tätigkeiten wie Wandern, Schwimmen oder Tanzen auch spezielle physiotherapeutische Maßnahmen möglich, z.B. Bewegungstherapie. Angehörige bzw. Pflegepersonal sollten die Erkrankten dazu anhalten, viele Aktivitäten eigenständig durchzuführen. Ziel ist es, die Patienten davor zu bewahren, durch Verlernen alltäglicher Dinge verfrüht pflegeabhängig zu werden.

### 3.2.2. Verständnisvoller Umgang mit Demenz-Kranken

Es ist hilfreich, sich alle bisherigen Erkenntnisse über die Krankheit bewusst zu machen und beim Umgang mit Alzheimer-Patienten zu berücksichtigen (vgl. Glaser 2009). Daher gilt es, alle Maßnahmen zu vermeiden, die bei Betroffenen ein intaktes Erinnerungs- oder Lernvermögen voraussetzen, insbesondere logische Erklärungen oder Versuche, dem Patienten etwas beizubringen. Außerdem ist es ratsam, sich nicht auf Diskussionen und Anschuldigungen einzulassen, da Alzheimer-Patienten in der Regel Fehler nicht einsehen. Positive Reaktionen zeigen Erkrankte hingegen hinsichtlich jeder Form emotionaler Zuwendung; Geduld, Verständnis und Unterstützung in dafür notwendigen Situationen können den Alltag der Patienten und ihrer Angehörigen bzw. des Pflegepersonals erleichtern.

### 3.2.3. Validation nach Feil

Bei der Validation handelt es sich eher um ein Bündel von Umgangsprinzipien als um ein Therapieverfahren (vgl. Glaser 2009). Ziel der Validation ist es, über die Gefühlswelt der betroffenen alten Menschen und unter Berücksichtigung biographischer Faktoren einen Zugang zu ihrer Erlebniswelt zu erhalten, und dadurch so viel Lebensqualität wie möglich zu erhalten. Drei Grundsätze bei der Begleitung alter Menschen sind wichtig: Wertschätzen statt widersprechen, begleitend, mit einfühlendem Verstehen zur Seite stehen, spürbar ehrlich, also echt in seinen Gefühlen bleiben.

## 3.2.4. Kunst und Musiktherapie

Zu den Therapieverfahren, die sich bewusst und gezielt auf Emotionalität und Kreativität Alzheimer-Erkrankter beziehen, zählen u.a. Musik- und Kunsttherapie, so Professor Dr. med. Ingo Fusgen et al. (2004) in einem Workshop des „Zukunftsforum Demenz". Hier sollen Patienten Gelegenheit erhalten, mit der künstlerischen Gestaltung als Medium Gefühle zu erleben und auszudrücken, die sie beschäftigen und, die nicht mehr in gewohnter Weise über Sprache kommuniziert werden können. Auch erweisen sich das Anhören von Musik oder das gemeinsame Anschauen von Bildern oft als erstaunlich wirksam, wenn die dabei hervorgerufenen emotionalen Reaktionen bewusst wahrgenommen und – wenn möglich – therapeutisch genutzt werden. Bis in sehr späte Phasen der Erkrankung kann so der therapeutische Zugang zu den Kranken erhalten bleiben.

## 4. Forschung

Jahrzehntelang wurden kaum Fortschritte in der Demenz-Forschung erzielt. Erst in den letzten Jahren hat sich das Wissen über die Krankheit rapide erweitert.

Im Feld der dementiellen Erkrankungen spielen drei Arten der Forschung eine bedeutsame Rolle: in der Grundlagenforschung wird beispielsweise in Laboren über die Wirkmechanismen der für die Alzheimer-Krankheit verantwortlichen Amyloid-Ablagerungen geforscht. In der klinischen Forschung wird dagegen die Wirksamkeit verschiedener Therapie-Optionen untersucht. Die Versorgungsforschung beschäftigt sich zum einen mit der Optimierung der Lebensbedingungen für Demenz-Kranke mit Hilfe verschiedener Ansätze, insbesondere bestimmten Wohnkonzepten, zum anderen mit möglichen Konzepten zur Verbesserung der Entlastung von Angehörigen. Auch im Vertiefungsstudium des Studiengangs Sozialwirtschaft werden im Schwerpunkt „Altenhilfe" oben genannte Aspekte thematisiert und Kompetenzen der Studierenden gefördert, sich mit Möglichkeiten auseinanderzusetzen, welche die Versorgung von Alzheimer-Patienten vorantreiben.

Laut der Deutschen Alzheimer Gesellschaft e.V. (2009) gibt es fast täglich neue Meldungen über Untersuchungen, in denen Erkenntnisse zu Ursachen, zur Vorbeugung oder Behandlung veröffentlicht werden. Interessante Internetseiten, die sich mit Forschung zum Thema Demenz beschäftigen, finden Sie als Anhang am Ende dieses Beitrags.

## 5. Ausblick

Alles in allem gewinnt die Alzheimer-Erkrankung in unserer Gesellschaft mehr und mehr an Bedeutung. Dies ist größtenteils durch den fortschreitenden demographischen Wandel bedingt, der die relative und absolute Zahl der Betroffenen ansteigen lässt und damit auch neue, speziell für Demenz-Kranke ausgestattete Einrichtungen mit ausgebildetem Fachpersonal fordert. Werden Patienten zu Hause betreut, ist professionelle Unterstützung für die Angehörigen notwendig, sowohl im Umgang mit den Erkrankten als auch für sie selbst, um ihre Handlungsmöglichkeiten vollständig ausschöpfen zu können, und ihnen auch zu signalisieren, dass sie gebraucht werden und, dass sie eine wichtige Rolle im „Hilfenetz" für Demenz-Kranke spielen. Nur durch das Einbeziehen aller Akteure im sozialen Umfeld Alzheimer-Erkrankter kann die bestmögliche Versorgung garantiert werden.

# Literatur

Alzheimer Angehörigen Initiative e.V. (2009): www.alzheimer-angehoerigen-initiative.de/, Zugriff am 02.03.2009

Alzheimer Forschung Initiative e.V. (2009): www.alzheimer-forschung.de, Zugriff am 18.02.2009

Deutsche Alzheimer Gesellschaft e.V. (2009): www.deutsche-alzheimer.de, Zugriff am 18.02.2009

Merz Pharma (2004): www.zukunftsforum-demenz.de/broschueren/index.html, Band 12, Zukunftsforum Demenz, Zugriff am 02.03.2009

Merz Pharma (2009): www.alzheimerinfo.de, Dr. Astrid Glaser, Zugriff am 18.02.2009

Praxis Dr. Andreas Wiborg (2009): www.dr-wiborg.de, Zugriff am 18.02.2009

## Internet

http://www.alz.co.uk/1066/

http://www.alzforum.org/

http://www.alzheimer-bayer.de/alzh._st.html

http://www.bmbf.de/publikationen/2705.php

http://www.ifzn.uni-mainz.de/

http://www.izn-frankfurt.de/

http://www.kompetenz-demenzen.de/

http://www.nia.nih.gov/alzheimers

http://www.projekt-ida.de/

http://www.psywifo.klinikum.uni-muenchen.de/forschung/demenzforschung/index.html

Auf den Internetseiten der Alzheimer Angehörigen-Initiative (2009) werden auch regelmäßig Artikel zum aktuellen Stand der Forschung veröffentlicht. Ausgewählte Artikel können von der folgenden Seite als pdf-Dateien heruntergeladen werden:
http://www.alzheimerforum.de/4/2/42inh.html

*Bernhard Magg und Alisa Mösle*

# Demenz: Gesetzliche Regelungen und Neuerungen

## 1. Einleitung

Die Verbesserung der Pflegesituation von demenzerkrankten Menschen ist insbesondere mit Blick auf die demografische Entwicklung eine wichtige Zukunftsaufgabe, die auch die Pflegeversicherung vor eine große Herausforderung stellt. Die Zahl dementer Personen steigt an und diese Entwicklung wird sich wegen der veränderten Altersstruktur in unserer Gesellschaft fortsetzen (Bundesministerium für Gesundheit 2008, S. 1).

Möchte man das Thema Demenz rechtlich betrachten, so sieht man sich zunächst mit einer Fülle von Gesetzen konfrontiert. Schon das Grundgesetz gibt in Art. 3 Abs. 3 S. 2 einen Hinweis zum Umgang mit Demenzkranken: „Niemand darf wegen seiner Behinderung benachteiligt werden".

Um die Erfüllung dieses Grundsatzes auch und insbesondere für alte Menschen mit Demenz sicherzustellen, wurden viele weitere Regelungen vom Gesetzgeber erlassen. In Anlehnung an eine Übersicht der Alzheimer Angehörigen-Initiative e.V. (2008) seien hier beispielhaft genannt:

- Das Pflegeversicherungsrecht (SGB XI),
- das Unterhaltsrecht nach dem BGB,
- das Recht der Sozialhilfe (SGB XII),
- das Schwerbehindertenrecht (SGB IX),
- das Betreuungsrecht nach dem BGB,
- das Thema Patientenverfügung und
- das Steuerrecht.

Dieser Beitrag versucht, Personen, die an Demenz leiden, sowie deren Angehörigen die grundsätzlichen Regelungen der oben genannten Gesetze näher zu bringen.

# 2. Das Recht der Sozialen Pflegeversicherung: SGB XI

## 2.1. Grundsätze

Die Soziale Pflegeversicherung wurde „zur sozialen Absicherung des Risikos der Pflegebedürftigkeit" (§ 1 Abs. 1 SGB XI) geschaffen. In Kraft getreten am 1. Januar 1995 handelt es sich um die jüngste der fünf Sozialversicherungsarten. Zum Träger der Pflegeversicherung wurden per Gesetz die Pflegekassen bestimmt, welche von jeder bestehenden Krankenkasse eingerichtet werden mussten. Jedes Krankenkassenmitglied ist grundsätzlich verpflichtet, sich auch in der Pflegekasse zu versichern. Die Finanzierung der Pflegekassen soll durch die Beiträge der Versicherten erfolgen.

Die Aufgabe der Pflegeversicherung besteht darin, durch Dienst-, Sach-, und Geldleistungen denjenigen „Pflegebedürftigen Hilfe zu leisten, die wegen der Schwere ihrer Pflegebedürftigkeit auf solidarische Unterstützung angewiesen sind" (§ 1 Abs. 4 SGB XI). Dadurch soll in erster Linie die häusliche Pflege durch Angehörige und Nachbarn unterstützt werden. Vorrang vor Maßnahmen der Pflege haben jedoch Prävention und Rehabilitation, um Pflegebedürftigkeit zu vermeiden und zu überwinden.

## 2.2. Leistungsberechtigter Personenkreis

Leistungen der Sozialen Pflegeversicherung darf nur beziehen, wer pflegebedürftig im Sinne des § 14 SGB XI ist. Dies trifft auf Personen zu, „die wegen einer körperlichen, geistigen oder seelischen Krankheit oder Behinderung für die gewöhnlichen und regelmäßig wiederkehrenden Verrichtungen des täglichen Lebens auf Dauer, voraussichtlich für mindestens sechs Monate, (...) der Hilfe bedürfen" (§ 14 Abs. 1 SGB XI). Zu solchen Krankheiten sind gemäß § 14 Abs. 2 Nr. 3 SGB XI als Störung des Zentralnervensystems grundsätzlich auch dementielle Erkrankungen zu zählen.

Obendrein ist es für die Beziehung von Leistungen der Pflegeversicherung jedoch nötig, das Ausmaß der Pflegebedürftigkeit des Antragstellers feststellen zu lassen (§ 15 SGB XI). Dieser muss sich hierzu einer Untersuchung durch den Medizinischen Dienst der Krankenkasse unterziehen. Geprüft wird, inwieweit der Antragsteller in den oben genannten Verrichtun-

gen in den Bereichen Körperpflege, Ernährung, Mobilität und hauswirtschaftliche Versorgung eingeschränkt ist sowie der Zeitaufwand,
den eine nicht als Pflegekraft ausgebildete Pflegeperson (z.B. Angehörige) für die tägliche Pflege des Antragstellers benötigt. Die
Schwere der Hilfsbedürftigkeit wird schließlich in eine von drei Ka-
tegorien, den so genannten „Pflegestufen" eingeordnet.

## 2.3. Pflegestufen

| Stufe | Hilfebedarf und Umfang | Tagesbedarf im Tagesdurch-schnitt |
|---|---|---|
| I = Erheb-lich Pfle-gebedürf-tige | Mindestens 1-mal täglich für we-nigstens zwei Verrichtungen[6] bei der pflegerischen Hilfe | Mindestens 1,5 Stunden, davon mehr als 45 Minuten Grund-pflege |
| II = Schwer-pflegebe-dürftige | Mindestens 3-mal täglich zu ver-schiedenen Tageszeiten für we-nigstens zwei Verrichtungen bei der pflegerischen Hilfe | Mindestens 3 Stunden, davon mindestens 2 Stunden Grund-pflege |
| III = Schwerst-pflegebe-dürftige | Mindestens 3-mal täglich zu ver-schiedenen Tageszeiten für zwei Verrichtungen und zusätzlich re-gelmäßig nachts (22.00 Uhr bis 6.00 Uhr) für wenigstens eine Ver-richtung bei der pflegerischen Hilfe („Rund-um-die-Uhr") | Mindestens 5 Stunden, davon mindestens 4 Stunden Grund-pflege |

Tabelle1: Stufen der Pflegebedürftigkeit
Quelle: AOK, 2008, S. 19 f.

Außerdem wurde im Zuge der Pflegereform die Pflegestufe 0 eingeführt; diese gilt für „Personen mit eingeschränkter Alltagskompetenz" (Bundesministerium für Gesundheit 2008, S. 3). In diese Pfle-

---

[6] Unter Verrichtungen versteht man Hilfen in den Bereichen Körperpflege, Mobilität
(z.B. selbstständiges Aufstehen und Zubettgehen, aber auch das Verlassen und
Wiederaufsuchen der Wohnung), Ernährung und der hauswirtschaftlichen Versorgung (z.B. Kochen, Reinigung der Wohnung oder auch Wechseln und Waschen der
Wäsche und Kleidung)

gestufe fallen vor allem demenzkranke und behinderte Menschen, deren Pflegebedarf zwar für die Pflegestufe I nicht ausreicht, die aber dennoch in erhöhtem Maße betreut werden müssen.

## 2.4. Leistungen der Pflegeversicherung

Eine Übersicht der Leistungen der Pflegeversicherung gibt § 28 SGB XI. Zu den von ihr ganz oder teilweise bezahlten Pflegeleistungen gehören Leistungen bei häuslicher Pflege, welche als Pflegesachleistung, Pflegegeld für selbstbeschaffte Pflegehilfen, Kombination von Geldleistung und Sachleistung, Pflege bei Verhinderung der Pflegeperson, Pflegehilfsmittel und technische Hilfen erbracht werden können. Im Rahmen teilstationärer Pflege können Tages- und Nachtpflege sowie Kurzzeitpflege erbracht werden. Wenn nötig, werden auch Kosten der vollstationären Pflege übernommen. Des Weiteren können an pflegende Personen Leistungen zu deren sozialer Sicherung und zusätzliche Leistungen bei Inanspruchnahme von Pflegezeit erbracht sowie Kosten von Pflegekursen für Angehörige und ehrenamtliche Pflegepersonen übernommen werden. Speziell für Personen in häuslicher Pflege, deren Alltagskompetenz erheblich eingeschränkt ist, wie z.B. bei Demenzkranken, sieht § 45 b SGB XI über die sonstigen Leistungen der Pflegeversicherung hinaus zusätzliche Betreuungsleistungen vor. Leistungen der Pflegeversicherung müssen in der Regel von dem Pflegebedürftigen oder seinem/ihrem rechtlichen Betreuer beantragt werden. Um einen Anspruch auf Leistungen zu haben, muss der Antragsteller in den letzten zehn Jahren vor Antragstellung mindestens fünf Jahre als Mitglied versichert oder familienversichert gewesen sein (§ 33 Abs. 2 SGB XI).

Die Leistungen der Pflegeversicherung unterliegen einem Wirtschaftlichkeitsgebot: „(...); sie dürfen das Maß des Notwendigen nicht übersteigen" (§ 29 Abs. 1 SGB XI). Daher werden die Kosten der oben genannten Pflegeleistungen meist nicht komplett übernommen, sondern entsprechend der Pflegestufe des Leistungsberechtigten.

Ein Beispiel kann dies illustrieren: Frau Olbrich (Name geändert; Anm. d. Verf.) ist pflegebedürftig. Ihre Pflegebedürftigkeit ist dabei soweit fortgeschritten, dass häusliche oder teilstationäre Pflege nicht mehr ausreichend ist. Sie hat damit einen Anspruch auf Pflege in einer vollstationären Einrichtung (§ 43 Abs. 1 SGB XI). Die Pflegekasse übernimmt die Heimkosten bis zu einer Höhe von 1.023 € pro Kalendermonat bei Pflegestufe I, 1.279 € pro Kalendermonat bei

Pflegestufe II und 1.470 € pro Kalendermonat bei Pflegestufe III. Ist ein außergewöhnlich hoher und intensiver Pflegeaufwand erforderlich, der das übliche Maß der Pflegestufe III weit übersteigt, so liegt ein Härtefall gemäß § 43 Abs. 3 SGB XI vor. In einem solchen Ausnahmefall, z.B. bei einem schweren Demenzleiden des Pflegebedürftigen, kann die Pflegekasse bis zu 1.750 € monatlich der Kosten der vollstationären Pflege übernehmen. Die Pflegekasse darf jedoch nicht mehr als 75 % der Kosten aus Pflegesatz (Entgelt für Pflegeleistungen, soziale Betreuung und evtl. medizinische Behandlung), Entgelt für Unterkunft und Verpflegung sowie so genannte „gesondert berechenbare Investitionskosten" übernehmen (§ 43 Abs. 2 SGB XI). Die beiden letztgenannten Posten hat Frau Olbrich ohnehin selbst zu tragen (§ 82 Abs. 1 SGB XI), und auch die von der Kasse tatsächlich übernommenen Kosten reichen nur selten an den erlaubten Anteil von 75 % der Heimkosten heran. Frau Olbrich muss somit einen Anteil der Heimunterbringung aus dem eigenen Einkommen oder Vermögen begleichen, auf den Unterhalt der eigenen Abkömmlinge zurückgreifen, wenn diese dazu in der Lage sind, oder Hilfe zur Pflege im Rahmen der Sozialhilfe (§§ 61 ff SGB XII) beantragen.

## 3. Das Recht der innerfamiliären Unterstützung: Unterhaltsrecht nach dem BGB

### 3.1. Unterhaltspflichtige und Leistungsberechtigte

Unterhaltspflichtig für einander sind Verwandte in gerader Linie (§ 1601 BGB). In gerader Linie verwandt sind Kinder, Eltern, Großeltern, Urgroßeltern. Ist eine „Generation" außerstande, selbst für ihren Unterhalt aufzukommen, so müssen die anderen Generationen für diese sorgen. In erster Linie sind dabei die Abkömmlinge zum Unterhalt verpflichtet (§ 1606 Abs. 1 BGB). Mehrere gleich nahe Verwandte haften anteilig nach ihren Erwerbs- und Vermögensverhältnissen (§ 1606 Abs. 3 BGB).

Für unser Beispiel bedeutet das: Um den Aufenthalt im Pflegeheim finanzieren zu können, nachdem ihr eigenes Vermögen aufgebraucht worden ist, muss sich Frau Olbrich zunächst an ihre Töchter und Söhne wenden. Sie hat einen Rechtsanspruch darauf, dass ihre Abkömmlinge ihr Auskunft über deren Einkünfte und Vermögen erteilen und bei entsprechender Leistungsfähigkeit für den Aufenthalt im Pflegeheim aufkommen (§§ 1602, 1605, 1606, 1610 BGB).

## 3.2. Maß und Grenzen des Unterhalts

Selbstverständlich braucht derjenige nicht Unterhalt zu leisten, der dadurch seinen eigenen Unterhalt nicht mehr gewährleisten könnte. Das heißt, der Unterhaltspflichtige muss zu dieser Leistung auch fähig sein. In welcher Höhe eine Unterhaltspflicht besteht, bestimmt sich nach dem tatsächlichen Bedarf des Empfängers. Frau Olbrichs Kinder müssten also für den Teil der Kosten des Heimaufenthalts aufkommen, der von der Pflegekasse nicht übernommen wird (§§ 1603, 1610 BGB).

Sollten Frau Olbrichs Abkömmlinge nicht in der Lage sein, für ihren Unterhalt aufzukommen oder hätte Frau Olbrich keine Nachkommen, so bliebe ihr noch die Möglichkeit, sich wegen der Übernahme der Pflegekosten an das Sozialamt zu wenden.

## 4. Hilfe zur Pflege nach dem Recht der Sozialhilfe: Das SGB XII

## 4.1. Leistungsberechtigter Personenkreis

Hilfe zur Pflege können nur Personen erhalten, die pflegebedürftig im Sinne des § 61 I SGB XII sind. Die in diesem Paragraphen genannten Merkmale entsprechen denen des § 14 SGB XI.

Grundsätzlich kann niemand mit Sozialhilfeleistungen rechnen, der sich durch sein Einkommen oder Vermögen selbst helfen kann. Für Hilfe zur Pflege besteht eine Einkommensgrenze (§ 85 SGB XII): Sie liegt bei der Summe aus dem zweifachen Eckregelsatz der Sozialhilfe (2 x 351 € = 702 €) plus Kosten der Unterkunft. Hinzu kommt ein so genannter Familienzuschlag in Höhe von 70 % des oben genannten Eckregelsatzes für jede Person, für die der Pflegebedürftige selbst unterhaltspflichtig ist. Bezieht der/die Pflegebedürftige also Rente oder sonstige Einkünfte oberhalb der Einkommensgrenze, so muss er/sie diese vorrangig zur Finanzierung der Pflege einsetzen. Sozialhilfe ist eine nachrangige Sozialleistung. Unterhalb der Einkommensgrenze kann bei längerfristiger stationärer Unterbringung des Pflegebedürftigen eine Aufbringung eigener Mittel in angemessenem Umfang ebenfalls verlangt werden (§§ 82-88 SGB XII). Außerdem einzusetzen ist das gesamte verwertbare Vermögen des Pflegebedürftigen. Was als Schonvermögen nicht eingesetzt werden muss, wird in § 90 II SGB XII genannt. Dabei handelt es sich um Vermögen, das aus öffentlichen Mitteln zur Sicherung der Lebensgrundlage erbracht wurde oder zur Gründung eines Hausstandes erbracht wird. Schonvermögen ist auch Vermögen, welches staatlich gefördert zur zusätzlichen Alterssicherung angespart wurde oder Vermögen, welches zur baldigen Beschaffung eines angemessenen Hausgrundstückes, welches der pflegebedürftigen Person zu Wohnzwecken dienen soll, bestimmt ist. Besitzt die Sozialhilfe nachfragende Person bereits ein angemessenes Hausgrundstück, das er/sie bewohnt und das nach seinem/ihrem Tod von Angehörigen bewohnt werden soll, so handelt es sich ebenfalls um Schonvermögen. Des Weiteren zu verschonen ist ein angemessener Hausrat, Familien- und Erbstücke, deren Verkauf eine außergewöhnliche Härte für die Sozialhilfe nachfragende Person bedeuten würde, sowie Gegenstände, die zur Befriedigung geistiger, wissenschaftlicher oder künstlerischer Bedürfnisse dienen und deren Besitz nicht Luxus ist. Außerdem zu verschonen sind kleinere Bargeldbeträge bis zu einer Höhe von 2.600 €, wenn die Sozialhilfe nachfragende Person das 60. Lebensjahr vollendet hat (§ 1 Abs. 1 Nr. 1 a der Verordnung zur Durchführung des § 90 Abs. 2 Nr. 9 SGB XII).

## 4.2. Leistungen der Hilfe zur Pflege

Im Rahmen der Hilfe zur Pflege werden die Kosten der Leistungen übernommen, die in § 28 Abs. 1 Nr. 1, 5 bis 8 SGB XI aufgeführt sind (siehe S. 3). Es handelt sich um Leistungen der häuslichen Pflege, Hilfsmittel, teilstationäre und stationäre Pflege. Außerdem wird ein Pflegegeld bezahlt, mit dem der Pflegebedürftige oder die Sorgeberechtigten die Pflege selbst sicherstellen können. Es orientiert sich an der Höhe des Pflegegelds für selbst beschaffte Pflegeleistungen des § 37 SGB XI. Des Weiteren werden angemessene Aufwendungen der Pflegeperson, Beiträge zur Alterssicherung der Pflegeperson, Kosten der Heranziehung einer Pflegekraft sowie der Beratung und Entlastung der Pflegeperson übernommen und Beihilfen geleistet (§ 61 Abs. 2 ff. SGB XII).

## 4.3. Rückforderungen des Sozialamts

Wenn Hilfe zur Pflege geleistet wird, kann das Sozialamt in manchen Fällen den Ersatz seiner Aufwendungen fordern. Die Angehörigen einer pflegebedürftigen Person könnten dadurch in zwei Fällen betroffen sein: Zum einen gehen zivilrechtliche Unterhaltsansprüche (siehe 3.1) gegen Verwandte ersten Grades (Mutter, Vater, Tochter, Sohn) oder den Ehepartner per Gesetz von dem Empfänger der Hilfe zur Pflege auf das Sozialamt über, wenn sie nicht durch laufende Zahlung erfüllt werden. Sollte also Hilfe zur Pflege deshalb nötig geworden sein, weil unterhaltspflichtige Personen ihren Verpflichtungen nicht nachkommen, so wird zwar zunächst das Sozialamt durch Hilfe zur Pflege für die Kosten des Pflegebedürftigen aufkommen. Doch gleichzeitig hat es damit das Recht, selbst die Unterhaltsansprüche des Pflegebedürftigen gegenüber den Angehörigen bis zur Höhe der geleisteten Aufwendungen zu geltend zu machen (§ 94 SGB XII). Zum anderen kann das Sozialamt auch andere Ansprüche des Empfängers auf sich übergehen lassen. In der Praxis geschieht dies z.B. häufig, wenn kurz bevor die Hilfebedürftigkeit eintrat noch größere Geldsummen verschenkt wurden. Nach bürgerlichem Recht hat der Schenker einen Anspruch darauf, das Geschenk zurückzubekommen, wenn er nach der Schenkung selbst                                                           verarmt (§ 528 BGB). Dies ist der Fall, wenn er auf Sozialhilfe angewiesen ist. Auch in diesem Fall hat das Sozialamt das Recht, den Anspruch bis zur Höhe der erbrachten Hilfeleistungen nach Überleitung selbst zu verfolgen (§ 93 SGB XII).

In beiden Fällen wird das Sozialamt den Schuldnern des Hilfebedürftigen zunächst schriftlich den Übergang der Ansprüche mitteilen und zur Zahlung auffordern. Sollte der Zahlungspflichtige der Zahlung trotz Aufforderung nicht nachkommen, wird es die Ansprüche notfalls auch vor Gericht einklagen.

## 5. Neuregelungen

Aufgrund der stetigen Zunahme der älteren und alten Bevölkerung Deutschlands werden die Pflegeversicherungen vor eine Belastungsprobe gestellt. Mit dem Pflege-Weiterentwicklungsgesetz, das zum 1. Juli 2008 eingeführt wurde, wird versucht allen Pflegebedürftigen, die privat oder gesetzlich versichert sind, ausreichend zu helfen.

Ziele der Pflegereform sind zum einen, „den Pflegebedürftigen ein möglichst selbstständiges und selbstbestimmtes Leben zu ermöglichen" und zu dem „ die familiäre Pflege zu fördern". Bei Letzterem soll darauf geachtet werden, dass die „mit der Pflegebedürftigkeit einhergehenden Belastungen für Betroffene" gemildert werden.

Außerdem soll ein „Eintritt von Sozialhilfebedürftigkeit für Pflegebedürftige" (AOK 2008, S. 4) vermieden werden. Diese Zielvorgaben sollen dazu führen, dass auf die Wünsche und Bedürfnisse der Pflegebedürftigen und Betroffenen seitens der Pflegeversicherung besser eingegangen wird.

Wie in Abschnitt 2.3 erwähnt, wurde im Zuge der Pflegereform die Pflegestufe 0 eingeführt. Für Personen mit erhöhtem Betreuungsbedarf, die in diese Pflegestufe fallen, wurden die Leistungen deutlich verbessert. Im ambulanten Bereich steigen sie von 460 € auf bis zu 2400 € pro Jahr, abhängig vom Betreuungsaufwand. Hält sich dieser im Allgemeinen gering, so steht den leistungsberechtigten Personen ein Grundbetrag von 100 € monatlich zu; ist ein erhöhter Betreuungsaufwand nötig, so haben sie Anspruch auf einen entsprechend erhöhten Betrag. Dies sind maximal 200 € monatlich. Von diesem Grundbetrag oder dem erhöhten Betrag können dann Leistungen, wie „Tages- und Nachtpflege, Kurzzeitpflege, besondere Angebote der allgemeinen Anleitung und Betreuung von zugelassenen Pflegediensten, sowie niederschwellige Beratungs- und Betreuungsangebote in Kleingruppen, in denen überwiegend ehrenamtliche Helfer/innen unter der Führung einer Pflegefachkraft die Pflege der Angehörigen zum Beispiel stundenweise entlasten" (AOK 2008, S. 25) eingekauft werden. Sollten die Beträge nicht oder nicht in vollem Umfang in Anspruch genommen werden, so können sie in das nächste Kalenderjahr übertragen und dann eventuell für eine größere Anschaffung genutzt werden. „Darüber hinaus wird die Versorgung dieser Menschen in Heimen deutlich verbessert. Es gibt besondere Betreuungsangebote, wie zum Beispiel sogenannte Betreuungsassistenten. Sie kümmern sich speziell auch um deren soziale Bedürfnisse, wie beispielsweise Spaziergänge und Vorlesen. Dafür werden 200 Millionen Euro zusätzlich zur Verfügung gestellt."[7]

Zudem wurden durch die Pflegereform auch Veränderungen in den anderen Pflegestufen vorgenommen. Diese belaufen sich insbesondere auf die Erhöhung der ambulanten Sachleistungsbeträge, die bis ins Jahr 2012 stufenweise angehoben werden. Aber auch das Pflegegeld wird in diesen Stufen angehoben und beträgt maximal
700 € im Jahr 2012 in der Pflegestufe III. In den folgenden Tabellen sind die Leistungen in den verschiedenen Pflegestufen bis in das Jahr 2012 aufgelistet.

---

[7] http://www.bundesregierung.de/Content/DE/Artikel/2008/03/2008-03-14-reform-der-pflegeversicherung.html, 10.09.2008

Ambulante Sachleistungen:

| Pflegestufe | Bisher € | 2008 | 2010 | 2012 |
|---|---|---|---|---|
| Stufe I | 384 | 420 | 440 | 450 |
| Stufe II | 921 | 980 | 1.040 | 1.100 |
| Stufe III | 1.432 | 1.470 | 1.510 | 1.550 |

Tabelle 2: Quelle: Das bringt die Pflegereform 2008, Bundesministerium für Gesundheit

Pflegegeld:

| Pflegestufe | Bisher € | 2008 | 2010 | 2012 |
|---|---|---|---|---|
| Stufe I | 205 | 215 | 225 | 235 |
| Stufe II | 410 | 420 | 430 | 440 |
| Stufe III | 665 | 675 | 685 | 700 |

Tabelle 3: Quelle: Das bringt die Pflegereform 2008, Bundesministerium für Gesundheit

Da es für Pflegebedürftige in der Regel besser ist, möglichst lang in der gewohnten Umgebung zu verbleiben, setzt die Pflegereform auf die Unterstützung der häuslichen Pflege. Diese kann von Angehörigen, Freunden, Nachbarn oder auch Ehrenamtlichen übernommen werden. Um dieses Vorhaben zu stützen, sollen „höhere Fördermittel zum weiteren Ausbau niedrigschwelliger Betreuungsangebote sowie für ehrenamtliche Strukturen und Selbsthilfe" (Bundesministerium für Gesundheit 2008, S. 4) angeboten werden. In Zukunft werden für diese Angebote rund 50 Mio. Euro zur Verfügung stehen, 30 Mio. mehr als noch in den letzten Jahren, laut dem Bundesministerium für Gesundheit. Damit Angehörige die Möglichkeit haben sich von der Pflegeaufgabe zu erholen, stand ihnen auch bisher schon der Anspruch auf Verhinderungs- bzw. Urlaubspflege zur Verfügung, welcher jedoch erst nach einem Jahr erstmalig in Anspruch genommen werden konnte. Diese Wartezeit wurde nun durch die Pflegereform auf 6 Monate verkürzt. Eine weitere Neuerung ist der Anspruch auf eine Pflegezeit durch die Arbeitnehmer. Das wiederum bedeutet, dass der Arbeitnehmer sich für maximal 6 Monate unbezahlt von der Arbeit freistellen lassen kann, während er einen angehörigen Pflegebedürftigen pflegt, wie in „Praxis aktuell" der AOK beschrieben.

Außerdem hat der Angehörige einen Anspruch auf „kurzzeitige Freistellung von der Arbeit bis zu 10 Tagen" (Bundesministerium für Gesundheit 2008, S. 11) um eine adäquate Pflege im Ernstfall organisieren zu können. Anspruchsberechtigte sind, laut AOK in diesen Fällen: „Arbeitnehmer, Auszubildende sowie arbeitnehmerähnliche Personen und in Heimarbeit Beschäftigte."

Neben der Pflege zu Hause soll auch die ärztliche Versorgung in den Pflegeheimen verbessert werden. Dieses soll über die Zusammenarbeit der verschiedenen Ärzte mit den Pflegeeinrichtungen erreicht werden. Außerdem sollen, falls eine Kooperation mit ansässigen Ärzten nicht zustande kommen kann, Heimärzte direkt in den Einrichtungen beschäftigt werden.

Eine weitere Erleichterung für den Pflegebedürftigen soll das Entlassungsmanagement in den Krankenhäusern bringen. Darunter ist zu verstehen, dass Pflegebedürftige, die nach einem Krankenhausaufenthalt mit der neu eingetretenen Situation der Pflegebedürftigkeit überfordert sind, unterstützt werden, um die nächsten Schritte in die ambulante Versorgung oder die Rehabilitation zu gehen. Krankenpfleger werden für diese Aufgabe zusätzlich ausgebildet und arbeiten dann als Case-Manager. Um die Familie in der Zeit der eintretenden Pflegebedürftigkeit bei einem Angehörigen zu unterstützen, werden zusätzlich so genannte Pflegestützpunkte eingerichtet, um die adäquate Versorgung zu gewährleisten. Diese Pflegestützpunkte sollen zentrale Anlaufstellen sein, bei welchen ein umfassender Service zum Thema Pflege angeboten wird. Hier sollen allgemeine Fragen beantwortet werden, sowie individuelle Beratung Angehöriger stattfinden. Informationen zu regionalen Pflegeeinrichtungen, Tagespflege und auch Reha-Institutionen, sowie auch zu ambulanter Versorgung werden hier gesammelt und an die Betroffenen weitergegeben, außerdem wird Hilfestellung für das Ausfüllen diverser Anträge und Formulare gegeben.

Für die Betroffenen wird also Netzwerkarbeit mit den verschiedenen Anbietern betrieben um somit die bestmögliche Versorgung für Pflegebedürftige zu ermöglichen. „Ab dem 1. Januar 2009 wird ein individueller Anspruch auf Pflegeberatung gesetzlich verankert. Die Pflegekassen werden verpflichtet, für ihre pflegebedürftigen Versicherten Pflegeberatung (Fallmanagement) anzubieten. Für den Versicherten bedeutet das: ein individuelles Beratungs-, Unterstützungs- und Begleitangebot, das jeweils auf die Bedürfnisse des einzelnen Hilfebedürftigen zugeschnitten ist." (Bundesministerium für Gesundheit 2008, S. 8) Jedoch sollen die Pflegekassen nicht nur bei den eingetretenen Pflegefällen Hilfe leisten, sondern auch die Pflegebedürftigkeit durch Angebote zur Prävention und gesundheitsfördernde Maßnahmen hinauszögern. Hierunter fällt beispielsweise die Vernetzung der unterschiedlichen Ärzte eines Klienten, die Terminabsprache oder die Nutzung bestimmter Angebote, wie Sturzprävention oder Rückenschule und ähnliches. Die Einrichtung von Pflegestützpunkten liegt in den Händen der Länder, diese Entscheidung ist für Bayern noch nicht gefallen. Nichtsdestotrotz besteht für die Betroffenen der Anspruch auf eine Pflegeberatung bei den Kassen.

Abschließend lässt sich sagen, dass das Einrichten der Pflegestützpunkte eine große Chance wäre alle Beteiligten im Feld der Demenz zu vernetzen. Diese Vernetzung würde zwischen den Betroffenen, Angehörigen, vertrauten Hausärzten und den Spezialisten über die Pflegestützpunkte ablaufen und würde eine vorteilsbringende Alternative zur jetzigen eher undurchschaubaren Situation sein. Zusammenfassend noch einmal alle Kernpunkte der Pflegereform, laut der Bundesregierung vom 25.04.2008:

- Stärkung der ambulante Versorgung
- Unbezahlte Freistellung von der Arbeit bis zu sechs Monaten
- Steigerung der finanziellen Leistungen der Pflegeversicherung
- Zusätzliche Leistungsbeträge für Behinderte und Demenzkranke
- Entscheidung über Pflegeanträge binnen fünf Wochen
- Verbesserung der Pflegequalität
- Verbesserte Rehabilitation und Prävention in der Pflege
- Unterstützen des bürgerschaftlichen Engagements in der Pflege
- Verringerung der Bürokratie im Bereich der Pflege
- Vermittlung von privaten Pflege-Zusatzversicherungen über Pflege- und Krankenkassen[8]

---

[8] http://www.bundesregierung.de/Content/DE/Artikel/2008/03/2008-03-14-reform-der-pflegeversicherung.html, 10.09.2008

# 6. Schwerbehindertenrecht nach dem SGB IX

## 6.1. Einleitung

Ein Mensch ist behindert im Sinne des § 1 Abs. 1 SGB IX, wenn seine körperliche Funktion, geistige Fähigkeit oder seelische Gesundheit länger als sechs Monate von dem für das Lebensalter typischen Zustand abweichen und daher seine Teilnahme am Leben in der Gesellschaft beeinträchtigt ist. Demenz ist eine körperliche Krankheit, deren Auswirkungen auf die geistigen Fähigkeiten des Erkrankten zu einer solchen Beeinträchtigung führen. Die Regelungen des SGB IX zur Rehabilitation und Teilhabe behinderter Menschen sind also auch für Demente und deren Angehörige relevant.

## 6.2. Geschützter Personenkreis

Um Leistungen nach dem Schwerbehindertenrecht (§§ 68 ff. SGB IX) erhalten zu können, muss der/die Demenzkranke zunächst das Vorliegen einer Behinderung feststellen lassen. Die Feststellung erfolgt auf Antrag beim Amt für Familienförderung und Versorgung (§ 69 Abs. 1 SGB IX). Der Grad der Behinderung (GdB) ergibt sich aus der Gesamtheit der Auswirkungen aller im Antrag angegebenen Beeinträchtigungen und ihrer wechselseitigen Beziehungen (§ 69 Abs. 3 SGB IX). Liegt ein GdB von 50 oder mehr vor, so gilt die Person als schwerbehindert (§ 2 Abs. 2 SGB IX).

## 6.3. Schwerbehindertenausweis

Das Versorgungsamt stellt auf Antrag des Menschen mit Behinderung einen sogenannten Schwerbehindertenausweis aus, der es ermöglicht, verschiedene Erleichterungen und Vergünstigungen im öffentlichen Nah- und Fernverkehr in Anspruch zu nehmen. Er enthält Angaben über die Eigenschaft als schwerbehinderter Mensch und den GdB. Außerdem werden weitere gesundheitliche Eigenschaften vermerkt, die Voraussetzungen für die Inanspruchnahme von Nachteilsausgleichen sind (§ 69 Abs. 5 SGB IX). Personen, die an Demenz leiden, können je nach Phase der Krankheit mit einem

Eintrag der Merkzeichen „G" (Erhebliche Beeinträchtigung der Bewegungsfähigkeit im Straßenverkehr sowie erhebliche Geh- und oder Stehbehinderung), „aG" (außergewöhnliche Gehbehinderung), „H" (hilflos), „RF" (Rundfunk- und Fernsehgebührenbefreiung) sowie „B" (ständige Begleitung bei Benutzung öffentlicher Verkehrsmittel notwendig) rechnen (betapharm 2008, S. 49).

## 6.4. Unentgeltliche Beförderung schwerbehinderter Menschen im öffentlichen Personenverkehr

Wer in seiner Bewegungsfähigkeit im Sinne des § 146 Abs. 1 SGB IX derart eingeschränkt ist, dass er/sie sich nicht gefahrlos im öffentlichen Straßenverkehr bewegen kann, bedarf eines besonderen Schutzes. Daher werden schwerbehinderte Menschen im Nahverkehr unentgeltlich befördert (§ 145 Abs. 1 SGB IX). Voraussetzung dafür ist, dass der Schwerbehindertenausweis dieser Person über einen orangenen Flächenaufdruck sowie das Merkzeichen „G" verfügt und ein gültiges Beiblatt mit einer Wertmarke beigefügt ist. Die Wertmarke kann entweder ein halbes oder ein ganzes Jahr gelten und kostet 30 € oder 60 €. Auch eine Begleitperson des schwerbehinderten Demenzkranken muss unentgeltlich befördert werden, wenn die Berechtigung zur Mitnahme einer Begleitperson nachgewiesen und im Schwerbehindertenausweis eingetragen ist. Des Weiteren muss die Beförderung des Handgepäcks, auch eines Rollstuhles, unentgeltlich erfolgen, sofern die Beschaffenheit des Verkehrsmittels dies zulässt (§ 145 Abs. 2 SGB IX).

## 7. Steuerrecht

## 7.1. Einleitung

Ist die demenzkranke Person oder eine Pflegeperson zur Einkommenssteuer veranlagt, so kann sie bestimmte Aufwendungen, die mit der Krankheit oder der Pflegebedürftigkeit verbunden sind, als außergewöhnliche Belastungen steuerlich geltend machen. Eine außergewöhnliche Belastung im Sinne des § 33 EStG liegt vor, wenn eine steuerpflichtige Person aus rechtlichen, tatsächlichen oder sittlichen Gründen zwangsläufig Aufwendungen zu tragen hat, die oberhalb einer Grenze der zumutbaren Belastung liegen. Welche Belastungen zumutbar , errechnet sich unter Berücksichtigung des Familienstands prozentual zum Einkommen der veranlagten Person (§ 33 Abs. 3  EStG).

## 7.2 Hilfen im Haushalt

Beschäftigt eine demenzkranke Person, die hilflos oder schwerbehindert ist, eine Haushaltshilfe, so kann sie für die dadurch entstehenden Aufwendungen pauschal einen Betrag in Höhe von 924 € im Jahr vom Gesamtbetrag ihrer Einkünfte abziehen. Gleiches gilt, wenn anstatt einer Haushaltshilfe eine ambulante Pflegekraft beschäftigt wird, die Dienstleistungen erbringt, welche denen einer Haushaltshilfe ähneln. Beschäftigt dagegen eine Pflegeperson, die das 60. Lebensjahr vollendet hat oder aufgrund einer Krankheit eine Haushaltshilfe, so kann sie die dadurch entstehenden Kosten bis zu einer Höhe von 624 € steuerlich geltend machen (§ 33a Abs. 3 EStG).

## 7.3. Pauschbeträge für Menschen mit Behinderung

Grundsätzlich können demenzkranke Menschen, die schwerbehindert sind, unzumutbare finanzielle Belastungen im Sinne des § 33 Abs. 3 EStG steuerlich geltend machen. Aufwendungen, die sie aufgrund ihrer Krankheit oder Behinderung zu machen hatten, müssen dem Finanzamt durch Belege nachgewiesen werden. Als vereinfachte Alternative enthält § 33b EStG Pauschbeträge, die Menschen mit Behinderung an Stelle der Steuerermäßigung nach § 33 EStG ohne Nachweis geltend machen können.

| Grad der Behinderung | Pauschbetrag |
|---|---|
| 25 und 30 | 310 € |
| 35 und 40 | 430 € |
| 45 und 50 | 570 € |
| 55 und 60 | 720 € |
| 65 und 70 | 890 € |
| 75 und 80 | 1060 € |
| 85 und 90 | 1230 € |
| 95 und 100 | 1420 € |

Der Pauschbetrag erhöht sich auf 3.700 €, wenn die demenzkranke Person schwerbehindert und hilflos im Sinne des § 33b Abs. 6 EStG oder blind ist.

## 7.4. Steuerermäßigung für Pflegepersonen

Auch Personen, die einen Demenzkranken, der hilflos ist, unentgeltlich pflegen, können wählen, ob sie mit der Pflege verbundene finanzielle Aufwendungen nach § 33 EStG geltend machen wollen, oder ob sie eine pauschalen Abzugsbetrag vorziehen. Dieser beläuft sich gemäß § 33 b Abs. 6 EStG auf 924 € im Kalenderjahr. Hilflos im Sinne dieses Paragraphen ist eine Person, die für eine Reihe von häufig und regelmäßig wiederkehrenden Verrichtungen zur Sicherung ihrer persönlichen Existenz im Ablauf eines jeden Tages dauernd fremder Hilfe bedarf. Diese Hilfe kann auch darin bestehen, eine Person zu den genannten Tätigkeiten anzuleiten oder zu überwachen. Die Voraussetzungen sind auch erfüllt, wenn die Hilfe zwar nicht dauernd geleistet werden muss, aber die ständige Bereitschaft zur Hilfe erforderlich ist. Außerdem muss der Steuerpflichtige die Pflege in seiner Wohnung oder der Wohnung der pflegebedürftigen Person in Deutschland persönlich durchführen. Kümmern sich mehrere Steuerpflichtige um die Pflege der pflegebedürftigen Person und erfüllen sie alle weiteren Bedingungen des § 33 Abs. 6 EStG, so wird der Pauschbetrag durch die Anzahl der Pflegenden geteilt.


Die Ausführungen dieses Beitrags repräsentieren den Stand zum 01.10.2008.

# Literatur

AOK Bayern - Die Gesundheitskasse (Hrsg.) (2008): Sozialversi-
cherung Kompakt – Pflegeversicherung 2008. 1. Aufl.

betapharm Arzneimittel GmbH (Hrsg.) (2008): Demenz und Soziales. 1. Aufl. Augsburg.

Bundesministerium für Gesundheit (Hrsg) (2008): Das bringt die
Pflegereform 2008, vom 4. März 2008.

Walhalla Fachverlag (Hrsg.) (2008): Das gesamte Sozialgesetzbuch
SGB I bis SGB XII Ausgabe 2008/I, 5. Aufl. Regensburg.

# Internet

http://www.alzheimerforum.de/gliederu/gliederu.html#a.2.14. Eintrag
vom 05.09.2008. Berlin.

http://www.bundesregierung.de/Content/DE/Artikel/2008/03/2008-
03-14-reform-der-pflegeversicherung.html, Eintrag vom
10.09.2008.

*Kerstin Duchardt*

# Das Netzwerk rund um die Demenz-Erkrankung im Sozialraum Kempten und Umgebung

Die Erforschung des bestehenden Angebots und der bisherigen Vernetzung dieser Angebote rund um das Thema Demenz im Kemptner Raum ist Gegenstand für das nun folgende Kapitel. Es ist das Ziel Fakten zusammen zu tragen, um durch deren Auswertung eine Verbesserung der Vernetzungssituation in Kempten anzustreben.

In einem Telefongespräch mit Allgemeinärzten wurde erfragt, wann die Diagnose Demenz erstmalig gestellt wird. Informativ dabei war, ob die Patienten von sich aus zum Arzt in dessen Praxis kommen oder ob sich die Patienten bereits in Pflege- und Betreuungseinrichtungen befinden. Natürlich kann die Befragung nicht als repräsentativ angesehen werden, da die Anzahl der befragten Ärzte viel zu gering ist und mit dieser Personengruppe eine höchst selektive Auswahl getroffen wurde. Dennoch ist durchaus ein vorsichtiger Trend zu erkennen. Die telefonische Befragung der Allgemeinärzte in Kempten ergab, dass die Diagnose Demenz nur wenig in deren Praxen gestellt wird. So bestätigen einige befragte Allgemeinärzte, dass sie einen Erstkontakt mit Dementen in Seniorenruhesitzen haben.

Grund für dieses Phänomen ist, dass die Symptome der Demenz von den Betroffenen selbst oft verheimlicht, verharmlost oder gar nicht erkannt werden. Der Weg zum Arzt wird erst beschritten, wenn sich eine Situation im Haushalt ereignet, die eine weitere Verharmlosung durch alle Betroffenen nicht mehr zulässt, da sie als zu gefährlich und als zu unverantwortlich erscheint. Die fehlende Nutzung dieser Zeitspanne für eine Behandlung ist besonders bedauerlich, da die moderne Medizin heute in der Lage ist, den Verfallsprozess mittels geeigneter Medikation zu verlangsamen und wertvolle Zeit für den Betroffenen zu gewinnen (siehe dazu Beitrag von *Katharina Sinz* in diesem Band). Da aber die Aufklärung über diese Möglichkeiten nicht flächendeckend ist, ist die Aufdeckung der Demenz im Anfangsstadium bei Allgemeinärzten kaum anzutreffen.

Ein weiterer Aspekt dieses Phänomens ist, dass auch die meisten Angehörigen diese Ausfallserscheinungen als natürlichen Alterungsprozess deuten und nicht gemeinsam mit dem Betroffenen den Gang zum Hausarzt antreten. Ihre eigene Überbeanspruchung durch Beruf und Familie lässt oft nicht genug Zeit, sich über den Unterschied der normalen Altersverwirrtheit und der Demenz zu informieren. Die Öffentlichkeit wird wenig mit Demenz konfrontiert. Kein Wunder – denn die Dementen haben nur wenig Lobby. Und – wer sollte sie auch leisten?

Anders ist die Situation bei Neurologen. Die folgenden Aussagen ergeben sich als Zusammenfassung aus Gesprächen mit den fünf in Kempten ansässigen Fachärzten. Für alle Neurologen kann festgestellt werden, dass die Demenzdiagnose selten ist. Wenn sie aber gestellt wird, klärt der Arzt die Betroffenen und Angehörigen auf. Zur Unterstützung wird hierbei vor allem auf Broschüren der verschiedenen Pharmaunternehmen zurückgegriffen. Diese informieren über das Krankheitsbild, deren medikamentöse Behandlungsmöglichkeiten und über überregionale Hilfsorganisationen und deren Kontaktadressen. Ein regionaler Bezug ist in den Informationsbroschüren nicht möglich aufgrund des bundesweiten Absatzes von Medikamenten durch die Pharmaindustrie.

Die Vernetzung, d.h. relativ dauerhafte Beziehungen zu anderen Organisationen, die zudem noch reflexiv koordiniert werden, könnte noch weiter ausgebaut werden. Die befragten Ärzte gaben vor allem die Beziehungen zu folgenden Organisationen und Institutionen an:

- **Bezirkskrankenhaus Kempten, Gedächtnisambulanz**

    Bezirkskrankenhaus Kempten

    Gedächtnissprechstunde und

    Gruppe für Angehörige von altersverwirrten Menschen

    Frau Dr. Anette Hippeli-Kreutzer, Frau Iris Schulz

    Freudental 1 • 87435 Kempten

    Tel.: 0831/540260


- **Wilhelm-Löhe-Haus**

    Wilhelm-Löhe-Haus

    Alten- und Pflegeheim der Diakonie

    Ganztägig integrierte Tagespflege für Menschen mit Demenz Sprechstunde: Dienstag Abend mit Frau Weidelich

    Freudental 7-9 • 87435 Kempten

Tel.: 0831/2538410 • www.diakonie-kempten.de

- **Tagesstätte Altstadt**
  SBA Tagespflegestätte der Senioren-betreuung Altstadt
  Träger: Prot. Spitalstiftung
  Brennergasse 12 • 87435 Kempten
  Tel.: 0831/540190 •
  www.seniorenbetreuung-altstadt.de

- **Verschiedenen Seniorenheime mit ihren Demenzstationen**
  (siehe Auflistung weiter unten)

- **Alzheimerberatungsstelle**
  Alzheimer Gesellschaft Allgäu e.V.
  Frau Silvia Schley
  Leonhardstraße 14a • 87437 Kempten
  Tel.: 0831/9606232

Die nun folgende Auflistung von Unterstützungsstellen wie Altenruhesitze, Kirchen, Selbsthilfegruppen, Wohnberatungsstellen, Angebote der Stadt Kempten, Krankenhäuser, Besucherdienste, Hospizvereine, Laboratorien, Pflegedienste, Kurzzeitpflege, Tagespflegestätten, Demenz-WG soll das breite Spektrum in Kempten verdeutlichen.

AllgäuStift – Seniorenzentrum Marienheim
Rübezahlweg 1 • Kempten • Tel.: 0831/561150 •
www.allgaeustift.de

AllgäuStift – Seniorenzentrum Waltenhofen St. Martin gGmbH
Immenstädterstr. 20 • Kempten • Tel.: 08303/92330

Arbeiterwohlfahrt Bezirksverband Schwaben e.V. – Seniorenheim Kempten

Lenzfriederstr. 30 • Kempten • Tel.: 0831/574120

Haus Alpenpanorama Betreuungs- und Pflegeheim GmbH
Rechtis 19 • Weitnau • Tel.: 08378/940940 • www.haus-
alpenpanorama.de

Ambulante Caritas Sozialstation St. Vinzenz
Freudenberg 9 • Kempten • Tel.: 0831/26053

A&S Lack GbR: Ambulante Alten- und Krankenpflege
Häberlinweg 2 • Kempten • Tel.: 0831/5701617

Bildungs- und Freizeitzentrum Haus der Senioren
Schützenstr. 2 • Kempten • Tel.: 0831/2525690

Pflegeheim der Diakonie Wilhelm-Löhe-Haus
Freudental 7-9 • Kempten • Tel.: 0831/2538410 • www.diakonie-
kempten.de

Hein GmbH – Ambulanter Pflegedienst
Zirbenweg 46 • Waltenhofen • Tel.: 0831/10456

Die Johanniter – Aus Liebe zum Leben
Haubenschloßstr. 6 • Kempten • Tel.: 0831/521570

Josef's Dienste – Der etwas andere ambulante Pflegedienst
Gebhardstr. 11 • Kempten • Tel.: 0831/5203929

Haus Kapellengarten
Rohrachstr. 29 • Wiggensbach • Tel.: 08370/92020

Margaretha- und Josephinenstift
Adenauerring 39 • Kempten • Tel.: 0831/52600 • www.mj-stift.de

Pflege auf dem Sonnenhof Helga Pesch GmbH

Moostrasse 1 • Lauben • Tel.: 08374/588707 • www.pflege-auf-dem-sonnenhof.de

Private Alten- und Pflegeheime Ingrid Runge
Rotleitenstr. 12B • Obergünzburg • Tel.: 08372/2699

Pro Seniore Residenz Kempten
Stiftskellerweg 43 • Kempten • Tel.: 0831/520509 • www.pro-seniore.de

SBA Seniorenbetreuung Altstadt der Prot. Spitalstiftung Kempten
Mehlstrasse 4 • Kempten • Tel.: 0831/540190 •
www.seniorenbetreuung-altstadt.de

Seniorenbetreuung Haldenwang – Tagespflege und betreutes Wohnen
Beim Wiedebauer 9 • Haldenwang • Tel.: 08374/586588 •
www.diakonie-kempten.de

Seniorenzentrum Dienstleistungsgesellschaft mbH
Am Leitenacker 9 • Durach • Tel.: 0831/564260

Simlacher Armin – Ambulante Krankenpflege
Immenstädter Str. 22 • Kempten • Tel.: 0831/15776

Sozialservice – Gesellschaft des BRK GmbH Senioren-Wohnsitz Hoefelmayrpark
Hieberstr. 6 • Kempten • Tel.: 0831/2040 •
www.seniorenwohnen.brk.de

Senioren- und Pflegeheim Obergünzburg
Krankenhausstr. 18 • Obergünzburg • Tel.: 08372/922750

St. Vincenz
Kapellenweg 10 • Weitnau • Tel.: 08375/920710

Weckenmann Thomas – Ambulante Pflegedienste

Feichtmayrstr. 32 • Kempten • Tel.: 0831/87725

Woldanger Hof – Senioren leben im Grünen
Woldang 4+6 • Haldenwang • Tel.: 08374/7002 • www.woldanger-hof.de

Die Auflistung zeigt, dass im Großraum Kempten ein breites Angebot an Einrichtungen existiert, die sich um die Belange von Demenzkranken und ihren Angehörigen kümmern. Dies gilt auch für die unterschiedlichen Stadien der Erkrankung. Gleichwohl könnte der Grad der Kooperation untereinander erhöht werden, denn Veröffentlichungen weisen in der Regel auf die eigenen Angebote. Dies ist legitim und entspricht dem Marketing-Gedanken. Die Frage bleibt aber, ob durch eine zentrale und öffentlich finanzierte Beratungsstelle, die einen Überblick über die Angebote der Dienstleistungen erhält und an der diese Organisation durch einen Berater beteiligt werden, nicht nur der Grad der Vernetzung erhöht, sondern auch zu einer verbesserten Abstimmung zwischen den Angeboten der Organisationen beiträgt, indem sie den Austausch zwischen den Dienstleistern systematisiert. Dies bedeutet die Möglichkeit,

- Angebote besser aufeinander abzustimmen,
- ein wirtschaftliches Maß an Redundanz und Slack zu schaffen,
- bestehende Dienstleistungsangebote aufzuspüren und zu schließen, genauso wie Überangebote und neue Richtungen umzusetzen,
- einen Überblick über alle Angebote (ggf. auch per Internetauftritt) zu verschaffen und – nicht zuletzt –
- die Lebensqualität in Kempten zu erhöhen, weil maßgeschneiderte Angebote vorhanden sind.

Die Ärzte schätzen, dass nur etwa 10 % aller Dementen adäquat behandelt und versorgt werden. Angesichts der Schwere der Erkrankung für den Betroffenen und der Belastung für die Angehörigen erscheint es außerordentlich sinnvoll, eine investive Sozialpolitik im Sozialraum Kempten und Umgebung einzuleiten. Die verbesserte Koordination zwischen Kommunen, Beratungsstellen und Dienstleistungserbringern könnte den Auftakt bilden.

Weitere Informationen sind unter folgenden Internetadressen verfügbar:

- www.aktion-demenz.de
- www.altern-in-würde.de

- www.alzheimerinfo.de
- www.dcm-deutschland.de
- www.demenz-support.de
- www.demenz-wg.de
- www.deutsche-alzheimer.de
- www.dialogzentrum-demenz.de
- www.kda.de
- www.patienten-information.de
- www.pflegen-demenz.de
- www.wg-qualitaet.de

*Sylvia Kühbeck und Silvia Schley*

# Rechtliche und finanzielle Hilfen für Menschen mit einer Demenzerkrankung

## 1. Vorsorgevollmacht, Betreuungsverfügung und Patientenverfügung

### 1.1. Vorsorgevollmacht

Anstelle der Betreuungsverfügung kann eine Vorsorgevollmacht ausgestellt werden, in der eine Person des eigenen Vertrauens als Bevollmächtigte eingesetzt werden kann. Im Unterschied zum Betreuer muss der Bevollmächtigte nicht vom Vormundschaftsgericht bestellt werden, sondern kann im Fall der eigenen Entscheidungsunfähigkeit sofort für den Vollmachtgeber handeln.

Welche Inhalte sollte eine Vorsorgevollmacht enthalten?

- Vermögenssorge
- Vermögensverwaltung
  - Verfügungen über das Vermögen, insbesondere über Bankkonten und Grundstücke
  - Renten-, Versorgungs- und Steuerangelegenheiten
  - Krankenkassenangelegenheiten
  - Vertretung gegenüber Behörden in finanziellen Angelegenheiten
- Aufenthaltsbestimmungsrecht und Wohnungsfragen
  - Wohnungsfragen
  - Wohnort
  - Heim- oder Krankenhausunterbringung ggf. zum Eigenschutz auch gegen den Willen des Vollmachtgebers
- Gesundheitsvorsorge (nähere Inhalte unter Patientenverfügung)
- Sonstige laufende vertragliche und persönliche Angelegenheiten

**Merke:** mit einer Vorsorgevollmacht kann im Notfall sofort gehandelt werden. Über eine Vorsorgevollmacht muss kein Gericht entscheiden.

## 1.2. Betreuungsverfügung

Das neue Betreuungsrecht verbietet seit 1992 eine Entmündigung und eine Vormundschaft von Erwachsenen. In einem vom Vormundschaftsgericht durchzuführenden Verfahren wird mit Hilfe eines ärztlichen Gutachtens geprüft, ob eine Betreuung erforderlich ist. Damit der Betreuer auch die Person des Vertrauens ist, sollte man frühzeitig an eine Betreuungsverfügung denken. Ein Betreuer ist nicht notwendigerweise die Person, die Sie pflegt und versorgt. Der Betreuer hat vielmehr die Aufgabe, Sie im Hinblick auf bestimmte Aufgaben zu vertreten. Deshalb ist es wichtig, in einer Betreuungsverfügung die genauen Aufgabengebiete festzulegen, um die sich der jeweilige Betreuer kümmern soll, z.B. Finanzen, Versicherungen, Auswahl eines Pflegeheims etc. Kann keine Vertrauensperson gefunden werden, der man eine Vollmacht geben kann oder möchte oder wird eine gerichtliche Kontrolle der zu regelnden Angelegenheiten gewünscht, wird im Fall einer Betreuungsbedürftigkeit vom zuständigen Vormundschaftsgericht ein Betreuer als gesetzlicher Vertreter bestellt oder überwacht.

## 1.3. Patientenverfügung

Bei einer Patientenverfügung handelt es sich um eine vorsorgliche Willenserklärung für den Fall, dass der Patient vorübergehend oder dauerhaft nicht willensfähig ist. Darin enthalten sind neben Wertvorstellungen und Wünschen v.a. Anweisungen zu Behandlungsmaßnahmen, die für bestimmte medizinische Situationen eingefordert, eingeschränkt oder auch völlig abgelehnt werden. Die Patientenverfügung wird wirksam, wenn der Betroffene nicht mehr in der Lage ist, seine Zustimmung oder Ablehnung zu Behandlungsmaßnahmen direkt kund zu tun.

## 2. Finanzielle Hilfen

## 2.1. Pflegereform 2008 → wichtige Eckpunkte im Überblick

- die meisten Leistungen werden bis 2012 schrittweise erhöht,

- der Betreuungsbetrag für Menschen mit erheblich eingeschränkter Alltagskompetenz (wie etwa dementiell oder psychisch erkrankte Menschen) steigt von bisher bis zu 460 € jährlich auf bis zu 1.200 € (Grundbetrag) bzw. bis zu 2.400 € (erhöhter Betrag),

- in Heimen können für Menschen, die besondere Betreuung brauchen, Betreuungsassistenten eingestellt werden,

- ein Rechtsanspruch auf individuelle und umfassende Pflegeberatung (Fallmanagement) wird eingeführt,

- Pflege- und Krankenkassen richten Pflegestützpunkte ein, wenn die einzelnen Bundesländer sich für den Aufbau von Pflegestützpunkten entscheiden,

- pflegende Angehörige bekommen Anspruch auf eine Pflegezeit von bis zu sechs Monaten, in der sie kein Gehalt erhalten, aber sozialversichert bleiben,

- wird ein Angehöriger unerwartet pflegebedürftig, gibt es die Möglichkeit der kurzfristigen Freistellung für bis zu zehn Tage,

- niedrigschwellige Angebote (z.B. Betreuungsgruppen, Tagesbetreuung, Helferinnenkreise zur stundenweisen Entlastung von pflegenden Angehörigen) sowie ehrenamtliche Strukturen und die Selbsthilfe im Pflegebereich werden zusätzlich gefördert,

- ambulante und stationäre Pflegeeinrichtungen werden jährlich und grundsätzlich unangemeldet kontrolliert, die Qualitätsberichte werden in verständlicher Form veröffentlicht

## 2.2. Verbesserung wichtiger finanziellen Leistungen nach dem SGB XI ➜ gültig seit 1. Juli 2008

### 2.2.1. Ambulante Sachleistung nach § 36 SGB XI

- für Pflegebedürftige der Pflegestufe I Pflegeeinsätze bis zu einem Gesamtwert von
  o 420 € ab 1. Juli 2008
  o 440 € ab 1. Januar 2010
  o 450 € ab 1. Januar 2012

- für Pflegebedürftige der Pflegestufe II Pflegeeinsätze bis zu einem Gesamtwert von
  - 980 € ab 1. Juli 2008
  - 1.040 € ab 1. Januar 2010
  - 1.100 € ab 1. Januar 2012

- für Pflegebedürftige der Pflegestufe III Pflegeeinsätze bis zu einem Gesamtwert von
  - 1.470 € ab 1. Juli 2008
  - 1.510 € ab 1. Januar 2010
  - 1.550 € ab 1. Januar 2012

## 2.2.2. Pflegegeld nach § 37 SGB XI (anstatt ambulanter Sachleistungen)

- für Pflegebedürftige der Pflegestufe I
  - 215 € ab 1. Juli 2008
  - 225 € ab 1. Januar 2010
  - 235 € ab 1. Januar 2012

- für Pflegebedürftige der Pflegestufe II
  - 420 € ab 1. Juli 2008
  - 430 € ab 1. Januar 2010
  - 440 € ab 1. Januar 2012

- für Pflegebedürftige der Pflegestufe III
  - 675 € ab 1. Juli 2008
  - 685 € ab 1. Januar 2010
  - 700 € ab 1. Januar 2012

Pflegebedürftige können anstelle der häuslichen Pflegehilfe ein Pflegegeld beantragen. Der Anspruch setzt voraus, dass der Pflegebedürftige mit dem Pflegegeld dessen Umfang entsprechend die erforderliche Grundpflege und hauswirtschaftliche Versorgung in geeigneter Weise selbst sicherstellt.

### 2.2.3. Leistungen bei einer vollstationären Pflege nach §43 SGB XI

- für Pflegebedürftige der Pflegestufe I 1.023 €

- für Pflegebedürftige der Pflegestufe II 1.279 €

- für Pflegebedürftige der Pflegestufe III
  - 1.470 € ab 1. Juli 2008
  - 1.510 € ab 1. Januar 2010
  - 1.550 € ab 1. Januar 2012

- für Pflegebedürftige, die nach Absatz 3 als Härtefall anerkannt sind
  - 1.750 € ab 1. Juli 2008
  - 1.825 € ab 1. Januar 2010
  - 1.918 € ab 1. Januar 2012

### 2.2.4. Leistungen bei Tages- und Nachtpflege nach § 41 SGB XI

- für Pflegebedürftige der Pflegestufe I einen Gesamtwert bis
  zu
  - 420 € ab 1. Juli 2008
  - 440 € ab 1. Januar 2010
  - 450 € ab 1. Januar 2012

- für Pflegebedürftige der Pflegestufe II einen Gesamtwert bis
  zu
  - 980 € ab 1. Juli 2008
  - 1.040 € ab 1. Januar 2010
  - 1.100 € ab 1. Januar 2012

- für Pflegebedürftige der Pflegestufe III einen Gesamtwert
  bis zu
  - 1.470 € ab 1. Juli 2008
  - 1.510 € ab 1. Januar 2010
  - 1.550 € ab 1. Januar 2012

## 2.2.5. Leistungen bei Kurzzeitpflege nach § 42 SGB XI

Der Anspruch auf Kurzzeitpflege ist auf vier Wochen pro Kalenderjahr beschränkt. Die Pflegekasse übernimmt die pflegebedingten Aufwendungen, die Aufwendungen der sozialen Betreuung sowie die Aufwendungen für Leistungen der medizinischen Behandlungspflege bis zu dem Gesamtbetrag von 1.470 € ab 1. Juli 2008, 1.510 € ab 1. Januar 2010 und 1.550 € ab 1. Januar 2012 im Kalenderjahr.

## 2.2.6. Zusätzliche Betreuungsleistungen nach § 45 b SGB XI

Versicherte, die die Voraussetzungen des § 45 a (z.B. Menschen die an Demenz erkrankt sind und keine Pflegestufe haben) erfüllen, können je nach Umfang des erheblichen allgemeinen Betreuungsbedarfs zusätzliche Betreuungsleistungen in Anspruch nehmen. Die Kosten hierfür werden ersetzt, höchstens jedoch 100 € monatlich (Grundbetrag) oder 200 € monatlich (erhöhter Betrag). Die Höhe des jeweiligen Anspruchs nach Satz 2 wird von der Pflegekasse auf Empfehlung des Medizinischen Dienstes der Krankenversicherung im Einzelfall festgelegt und dem Versicherten mitgeteilt.

*Alisa Mösle*

# Betreuungsverfügung und Vorsorgevollmacht

Neben der Patientenverfügung, die sich auf den medizinisch-pflegerischen Bereich bezieht, existieren noch zwei andere Formen der Vorsorge, die dem erwachsenen Menschen im Falle körperlicher und/oder geistiger Einschränkungen sein Leben regeln helfen.

Im Falle einer eingetretenen Demenz (geistige Einschränkung) soll die Vorsorgevollmacht die Dinge durchsetzen, die der Betroffene vor seiner dementiellen Erkrankung schriftlich in einer Vorsorgevollmacht festgelegt hat. Durch eine bestehende/gültige Vorsorgevollmacht sind alle Angehörigen rechtlich dazu befähigt den Betroffenen bei Ämtern, Krankenkassen, Pflegekassen und in Dingen der Wohnungs- und Hausangelegenheiten sowie Gesundheitsmaßnahmen zu vertreten (jetzt und im Weiteren: Bundesministerium der Justiz, 2008: Betreuungsrecht).

Liegt eine Demenz vor und es besteht keine Vorsorgevollmacht und Betreuungsverfügung muss das Vormundschaftsgericht eingeschaltet werden; hierbei handelt es sich dann um eine amtliche Betreuung. Bei der Betreuungsverfügung handelt es sich um eine Vollmacht über diejenigen Bereiche, die der Demente vor Eintritt seiner Krankheit festgesetzt hat. Es können für die verschiedenen Lebensbereiche, wie zum Beispiel Finanzgeschäfte, Gesundheit oder die direkte Betreuung im Alltag verschiedene Betreuer eingesetzt werden, solange dies vom Vormundschaftsgericht gestattet wird (§ 1899 Abs. 1 BGB). Die Bereiche, die der zu betreuende selbst entscheiden kann, darf der Betreuer nicht übernehmen. Der Betreuer kann vom Kranken vorgeschlagen werden und muss dann vom Vormundschaftsgericht auf seinen Antrag hin oder von Amts wegen bestellt werden (§ 1896 BGB). Dies geschieht im Falle einer gewollten amtlichen Betreuung. Voraussetzung für eine Betreuung ist ein uneingeschränktes Vertrauen. Übernimmt ein Berufsbetreuer oder ein Ehrenamtlicher die Betreuung und nicht eine nahestehende Person oder ein Verwandter so wird bei der Einzelbetreuung auf den Aufbau eines Vertrauensverhältnisses geachtet. Eine Betreuung dauert solange bis der Grund der Betreuung nicht mehr vorliegt oder sieben Jahre vergangen sind und über die Weiterführung oder die Aufhebung der Betreuung entschieden werden muss. Die Aufgabe des Betreuers liegt darin, die ihm auferlegten Aufgaben so zu erledigen, dass die Wünsche des Betreuten, die in der Vorsorge-vollmacht festgelegt sind erfüllt werden und dem Wohl des Betreu-ten entsprechen. Die Vorsorgevollmacht ist eine „durch Rechtsge-schäft einer anderen Person erteilte Vollmacht" (Bundesministerium der Justiz, 2008: S. 31).

Im Unterschied zur Betreuungsverfügung wird der „Betreuer" in diesem Fall der Bevollmächtigte nicht auf Antrag oder von Amts wegen eingesetzt, folglich steht er nicht unter Aufsicht eines Ge-richts und ist ihm deshalb auch nicht Rechenschaft schuldig. In Ausnahmefällen kann eine Kontrolle durch das Gericht vorgenom-men werden, aber nur dann, wenn der Vollmachtgeber nicht selbst zu einer Kontrolle fähig ist. Wenn dies eintritt kann aber auch eine andere Person bestimmt werden, die als Kontrollbetreuer (§ 1896 BGB Abs. 3 BGB) die Rechte des Vollmachtgebers gegenüber dem Bevollmächtigten wahrnimmt.

Von Vorteil gegenüber der oben genannten Betreuungsvollmacht ist, dass die Vollmacht im Falle einer Krankheit oder eines Unfalls sofort besteht. Die amtliche Betreuungsvollmacht muss hingegen erst vom Gericht veranlasst werden, dies kann einige Monate in Anspruch nehmen. Außerdem besteht ein hoher Selbstbestim-mungsgrad, da die Vollmacht alle wichtigen Details bezogen auf Geldgeschäfte und Gesundheit enthalten kann und mehrere Be-vollmächtigte eingesetzt werden können. Deshalb ist es sinnvoll, wenn eine Vorsorgevollmacht zusammen mit den sehr vertrauten und ausgewählten Bevollmächtigten verfasst wird, damit der eigene Wille und die eigenen Vorstellungen ohne Missverständnisse an diese Personen, die zukünftig über den Vollmachtgeber entscheiden werden herangetragen werden können. Es empfiehlt sich Originale beim Vollmachtgeber zu belassen und Kopien an die Bevollmäch-tigten weiterzugegeben.

Die Vorsorgevollmacht sollte von jedem Erwachsenen (ab 18) ver-fasst werden, da weder Ehepartner noch Eltern oder Kinder im Falle eines Unfalls oder Krankheit gesetzlich vertreten dürfen. Das dürfen sie nur, „entweder aufgrund einer rechtsgeschäftlichen Vollmacht oder wenn sie gerichtlich bestellte Betreuer sind" (Bundesministeri-um der Justiz, 2008: S. 25).

Weitere Informationen zu dem Thema befinden sich in dem Heft des Bundesministeriums für Justiz zum Thema Betreuungsrecht. Es beinhaltet auch ausführliche Informationen zur Vorsorgevollmacht. Außerdem besteht die Möglichkeit, Mustervorlagen für die Betreu-ungsverfügung, sowie zur Vorsorgevollmacht und Kon-to/Depotvollmacht unter www.bmj.bund.de/publikationen ausdru-cken.

# Literatur

Bundesministerium der Justiz (Hrsg.)(2008): Betreuungsrecht. Berlin. Abrufbar unter www.bmj.de Publikationen - Betreuungsrecht

Anna Wilde

# Die Patientenverfügung: Abfassung, Aktualisierung, Aufbewahrung, Diskussion, Entscheidung, Rechtsgrundlagen

## 1. Einleitung

Der Deutsche Bundestag hat in dritter Lesung am 18. Juni 2009 den Vorschlag des Abgeordneten Stünker für eine gesetzliche Regelung zur Wirksamkeit und Reichweite von Patientenverfügungen mit einer Mehrheit von 317 Stimmen, bei 233 Nein-Stimmen und fünf Enthaltungen beschlossen. Zwei konkurrierende Gesetzentwürfe wurden abgelehnt. Seit dem 1. September 2009 sind nach jahrelangem Ringen die Voraussetzungen von Patientenverfügungen und ihre Bindungswirkung erstmals eindeutig durch ein Gesetz bestimmt.

Bei keinem anderen Gesetzentwurf gingen die Meinungen der unterschiedlichsten Organisationen aus Politik und Gesellschaft so auseinander. Bei keinen anderen gesetzlichen Regelungen ging es um die Auslegung so zentraler Passagen des Grundgesetzes, traten letzte Überzeugungen so ins Licht der Debatten. Deshalb ist es wichtig zu verstehen, warum die Einigung so langwierig und schwer war. Denn der Hinweis auf einige grundsätzliche Auffassungsunterschiede, die in den Debatten der letzten Jahre zutage traten, kann dazu dienen, eventuelle eigene Überlegungen anzuregen oder zu präzisieren.

Zunächst macht es der wissenschaftliche und technische Fortschritt möglich, „dass wir heute schwerstkranken Menschen helfen können, für die es noch vor fünfzig Jahren keine Rettung gegeben hätte. Während diese Perspektive für viele Menschen Hoffnung und Chance bietet, haben andere Angst vor einer Leidens- und Sterbensverlängerung durch Apparatemedizin" (BMJ 2007, S. 2).

Selbstbestimmung bis zum letzten Atemzug ist der große Wunsch vieler Menschen. So erscheint für sie eine Patientenverfügung, in der sie für den Fall Ihrer Entscheidungsunfähigkeit im Voraus festlegen, ob und wie Sie in bestimmten Situationen ärztlich behandelt werden möchten, als guter Ausweg aus ihren Ängsten. Manche legen auch in einer sogenannten Vorsorgevollmacht bzw. einer Betreuungsverfügung (hierzu vgl. den Beitrag von *Alisa Mösle*) fest, wer für sie entscheiden soll, wenn sie selbst entscheidungsunfähig werden sollten. In Deutschland besitzen mittlerweile je nach Schätzung zwischen acht bis zehn Millionen Menschen eine Patientenverfügung (Diekmann 2008).

Allerdings war die Patientenverfügung in der Bundesrepublik Deutschland bisher gesetzlich nicht eigenständig geregelt. Zwar ist das Selbstbestimmungsrecht jedes Menschen im Grundgesetz in den Artikeln 1 und 2 verankert, auch stellt nach geltender Rechtslage jede Zwangsbehandlung, die mit körperlichen Eingriffen verbunden ist, eine strafbare Körperverletzung dar. Daraus ergibt sich grundsätzlich auch bei selbst nicht mehr einwilligungsfähigen Patienten die Gültigkeit im Voraus getroffener Entscheidungen, d.h. einer eventuellen Patientenverfügung.

Aber damit wurde für alle in der Praxis auftretenden Fälle keineswegs hinreichend Klarheit geschaffen. Denn es kommt häufig vor, dass Patientenverfügungen zu allgemein formuliert sind. Dann muss geprüft werden, inwieweit sie die vorliegende Lebens- und Behandlungssituation abdecken, welche konkreten medizinischen Maßnahmen gewünscht oder abgelehnt werden. Auch konnte die Frage auftauchen, ob der früher in der Patientenverfügung niedergelegte Wille des Betroffenen noch seinem aktuellen Willen entspricht. Vielleicht gibt es, z.B. bei einem Demenzkranken, der mit Hilfe einer Magensonde ernährt wird, Anzeichen von Lebensfreude. Kann, muss, darf man daraus schließen, dass er seine Meinung geändert hat und seine Patientenverfügung widerrufen würde?

Zweifel und Unklarheiten dieser Art führten in der Praxis immer wieder dazu, dass Streit über die Umsetzung einer Patientenverfügung entstand und sie trotz ihrer grundsätzlichen Gültigkeit von Ärzten als rechtlich nicht bindend betrachtet werden konnte (Stünker et al. 2008 a, S.2; Klie/Student 2006, S.124 ff.; Humanistischer Verband Deutschlands 2005 und 2008).

## 2. Die Diskussion der letzten Jahre

Immer wieder kam es deswegen zu Streitfällen vor höchsten deutschen Gerichten. So hatte z.B. der Bundesgerichtshof bereits 1994 und zuletzt in seinem Grundsatzurteil vom 17.3.2003, beide Male in Wachkomafällen angerufen, Entscheidungen getroffen und damit sogenanntes Richterrecht geschaffen. Da aber auch das letztgenannte Urteil Interpretationsspielräume offen ließ, legte das Bundesjustizministerium im November 2004 einen Gesetzentwurf zur Patientenverfügung vor, der die bestehende Rechtslage gesetzlich re-

80

geln sollte. Dieser Entwurf wurde seitens der Kirche und anderer Verbände heftig kritisiert. Es war vorgesehen, ihn nach einer Überarbeitung noch vor der Sommerpause 2005 in den Bundestag einzubringen, wozu es dann wegen der Neuwahlen nicht mehr kam (Humanistischer Verband Deutschlands 2005; vgl. auch Nicklas-Faust/de Bruyn 2005). Lange sah es so aus, als wenn auch der folgende Bundestag zu keiner Regelung finden würde.

Bis Juni 2009 arbeiteten drei verschiedene parteiübergreifende Gruppen von Parlamentariern an entsprechenden Gesetzesentwürfen. An der Spitze einer Gruppierung stand das Fraktionsmitglied der Grünen, Katrin Göring-Eckart; eine weitere leitete der CDU-Abgeordnete Wolfgang Bosbach. Rund 200 Abgeordnete aus SPD, FDP, Linkspartei und Grünen unterstützten einen Gesetzentwurf des SPD-Parlamentariers und ehemaligen Richters Joachim Stünker (Diekmann 2008). Alle Entwürfe waren umstritten und erst kurz vor Ende der Wahlperiode fiel mit überraschend klarer Mehrheit eine Entscheidung.

Der nun angenommene Stünker-Entwurf strebt die uneingeschränkte Gültigkeit von Patientenverfügungen auch bei Komapatienten und Demenzkranken an, betont das Selbstbestimmungsrecht des Menschen und lehnt daher jede Reichweitenbegrenzung, z.B. auf die Sterbephase, ab. Diese Intentionen entsprechen weitgehend den Auffassungen, die auch die Justizministerin Zypries vertritt (Hamburger Abendblatt, 11.04.2007).

Das Wesentliche des Gesetzentwurfs fassen die Initiatoren selbst in fünf Punkten (Stünker et al. 2008 a, S. 3) zusammen:

- „Das Rechtsinstitut Patientenverfügung wird im Betreuungsrecht verankert und die Schriftform als Wirksamkeitsvoraussetzungen eingeführt.

- Die Aufgaben eines Betreuers oder Bevollmächtigten beim Umgang mit einer Patientenverfügung und bei der Feststellung des Patientenwillens werden geregelt und dabei klargestellt, dass der Wille des Betroffenen unabhängig von Art und Stadium der Erkrankung zu beachten ist.

- Festlegungen in einer Patientenverfügung, die auf eine verbotene Tötung auf Verlangen gerichtet sind, bleiben unwirksam.

- Besonders schwerwiegende Entscheidungen eines Betreuers oder Bevollmächtigten über Einwilligung, Nichteinwilligung oder den Widerruf der Einwilligung in ärztliche Maßnahmen bedürfen bei Zweifeln über den Patientenwillen der Genehmigung des Vormundschaftsgerichts.

- Der Schutz des Patienten wird durch verfahrensrechtliche Regelungen sichergestellt."

Dagegen haben eine Vielzahl von Verbänden und Organisationen, darunter auch in einer gemeinsamen Stellungnahme die katholische und die evangelische Kirche, Einwände erhoben, die sich sowohl auf Details der praktischen Umsetzung als auch auf Grundsätzliches richten.

Die beiden großen Kirchen in Deutschland wendeten sich vor allem gegen zwei Aspekte des Stünker-Entwurfs: die „Einseitigkeit, mit der das Selbstbestimmungsrecht zum Ankerpunkt der gesamten Argumentation" gemacht werde und die „problematischen Folgen, die dadurch hervorgerufen" würden (Zollitsch/Huber 2008).

Im Grunde erinnern die beiden Bischöfe im weiteren Verlauf ihrer Stellungnahme zunächst an zwei einfache Tatsachen: dass Festlegungen im Voraus, also in eine unter Umständen entfernte Zukunft hinein, immer problematisch sind und bleiben; und dass „Selbstbestimmung" bei Menschen, die eben das gerade nicht mehr können, eigentlich paradox, ein Widerspruch in sich ist, der ohne die Hilfe anderer Menschen nicht aufgelöst werden kann. In den Worten der Kirchen: der medizinische Fortschritt sei im Voraus nicht immer erkennbar. Außerdem müsse neben die Selbstbestimmung des Patienten gerade in Zeiten der Krankheit und Hinfälligkeit die Fürsorge für ihn treten. Die sich andernfalls ergebenden problematischen Folgen könne man sich z.B. exemplarisch an Wachkomapatienten und Demenzkranken klar machen. Deswegen sei es in „keinem Fall (...) akzeptabel", wenn die Patientenverfügung unabhängig von Art und Stadium der Erkrankung gelte. Sollten Anhaltspunkte dafür namhaft gemacht werden können, dass der Betroffene bei Kenntnis der medizinischen Entwicklung eine andere Entscheidung getroffen hätte, dürfe eine Patientenverfügung nicht das „letzte Wort eines Patienten" sein (Zollitsch/Huber 2008).

Zur Lösung dieser Probleme setzen die Kirchen letztlich auf die Fürsorge verantwortlicher Menschen. Gerade die Verantwortung der Bevollmächtigten oder Betreuer sehen diese im Stünker-Entwurf nicht ausreichend gewichtet, da sie dort nur dem „Willen des Betreuten Ausdruck und Geltung zu verschaffen", hätten. Hingegen wollen die Bischöfe diesen Personenkreis als eine Art Sicherungs- und Kontrollinstanz einführen, der zu „prüfen" habe, ob der in der Patientenverfügung beschriebene Sachverhalt vorliegt und ob es Anhaltspunkte dafür gibt, dass sich der aktuelle Patientenwille von dem in der Verfügung formulierten unterscheidet (Zollitsch/Huber 2008).

Insgesamt werden im Stünkerschen Gesetzentwurf nach Ansicht der Kirchen die „Gewichte zwischen der Behutsamkeit im Begründungsteil auf der einen und den ohne Wenn und Aber formulierten Rechtssätzen auf der anderen Seite zuungunsten eines behutsamen Vorgehens verschoben" (Zollitsch/Huber 2008).

Zum Schluss betonen die Kirchenvertreter, dass Ihnen vor allem an einer Debatte um die Patientenverfügung liege, die nicht losgelöst geführt werde von der Sorge um eine würdevolle und angemessene Sterbegleitung (Zollitsch/Huber 2008).

Die beiden Kirchen haben ihre Bedenken mit Nachdruck, aber zurückhaltend formuliert. Deutlicher und schärfer sprechen und sprachen andere Organisationen ihre z.T. gleich gelagerten Befürchtungen aus. So gesehen liest sich die Stellungnahme der evangelischen und katholischen Bischöfe wie die politisch korrekte Zusammenfassung vieler Einzelbedenken, die ihrerseits einen verdeutlichenden Kommentar abgeben.

Wie schwierig es ist, in einer Patientenverfügung Festlegungen von solcher Tragweite in die Zukunft hinein zu treffen, wird z.B. von der Bundesvereinigung Lebenshilfe oder der Deutschen Alzheimer Gesellschaft unterstrichen, denn es sei kaum möglich, sich einen bestimmten Krankheitszustand in der Zukunft wirklich vorzustellen (Deutsche Alzheimer Gesellschaft 2008; Nicklas-Faust/de Bruyn 2005). „Familien und Angehörige mit geistiger Behinderung", so wird argumentiert, „kennen die Situation, durch eine unerwartete Begegnung mit Behinderung und Krankheit Werte neu zu denken". Und: „Kann man sich als gesunder Mensch vorstellen, was es heißt, als demenzkranker Mensch zum Beispiel nur noch mit einer Magensonde ernährt werden zu können und dennoch leben zu wollen" (Deutsche Alzheimer Gesellschaft 2003)?

Mediziner versichern assistierend, dass auch schwere Alzheimer-Krankheit, andere Formen der Verwirrtheit oder auch des Wachkomas „für den Betroffenen nicht nur Leid und Elend bedeuten", dass diese Menschen „möglicherweise weit weniger leiden als bislang angenommen". Es gelte, „Respekt" zu entwickeln vor „anderen Seinszuständen oder vor Weltferne, vor dem Eigensinn und auch vor den inneren Welten, die durch Krankheiten mitbedingt sind" (Klie/Student 2006, S. 182).

Zwar wird zugegeben, dass die Gesellschaft kein Recht habe, die Entscheidung zum Abbruch lebenserhaltender Maßnahmen eines Individuums zu bestrafen, doch erwachse ihr nicht die Pflicht, die lebensbeschränkende Patientenverfügung bedingungslos zum Schutzgut der Rechtsordnung zu machen. Damit werde „eine Sichtweise befördert", in der ein Menschenleben, wenn es auf Pflege angewiesen ist oder keine vollen geistigen Fähigkeiten besitzt, wie bei Behinderten oder Demenzerkrankten, nicht wert sei, erhalten oder verlängert zu werden (Nicklas-Faust/de Bruyn 2005).

Hiermit ist man beim eigentlichen Kern der Diskussion angekommen, bei den vermuteten oder befürchteten Folgen uneingeschränkt gültiger Patientenverfügungen. Tatsächlich sind, wie die Lebenshilfe betont, Patientenverfügungen ursprünglich für „Situationen am Lebensende" geschaffen worden, in denen „intensivmedizinische Verfahren bei schlechter Prognose unterbleiben" sollten. Zunehmend werden sie jedoch für „Situationen erstellt, bei denen ein hoher Grad an Pflegebedürftigkeit" besteht oder „Patienten nicht mehr in der Lage [sind], sich zu äußern", wie zum Beispiel nach mehreren Schlaganfällen oder bei Demenz (Nicklas-Faust/de Bruyn 2005). Nun wird befürchtet, dass auf dem Umweg über eine weite Verbreitung von entsprechenden Patientenverfügungen, in denen auf lebenserhaltende Maßnahmen, wie z.B. die Ernährung durch Magensonden, verzichtet wird, die aktive Sterbehilfe auch in Deutschland letztlich wieder salonfähig werden könnte. Die Euthanasie-Diskussion kehre so als „Kampagne" für einen selbstbestimmten Tod zurück (Klie/Student 2006, S. 9).

Vor dem Hintergrund der gegenwärtigen „Reformdiskussion" über die Bezahlbarkeit des deutschen Gesundheitssystems erscheinen Szenarien wie das folgende besonders plausibel und bedrohlich: „Ist in Holland und Belgien die aktive Euthanasie bereits eine der häufigsten Todesursachen bei älteren Menschen, so könnte sich europaweit eine Art soziale Norm durchsetzen, die Lebenswünsche und Lebensansprüche in einem bestimmten Alter und bei einer bestimmten gesundheitlichen Konstellation als unangemessen oder gar unanständig erscheinen lassen – verbunden mit der Erwartung, dass einem Behandlungsabbruch oder dem Unterlassen ärztlicher Heilbehandlung vorsorglich zugestimmt wird" (Klie/Student 2006, S. 22).

Besonders deutlich hatte schon 2004 die Deutsche Hospizstiftung der Justizministerin anlässlich ihres Gesetzentwurfes in einer Detailfrage reines Kosteninteresse vorgeworfen: „Ihr Motiv ist aber, dass sich in den letzten zehn Jahren die Kosten für die Betreuung, die staatlicherseits festgelegt wird, verhundertfacht haben" (DeutschlandRadio 2004). Tatsächlich wurden im Jahr 2006 bundesweit rund 1,5 Millionen solcher Betreuungen geführt (Neumann 2006, S. 3).

Die Antwort auf die von den Kirchen eingebrachte Kritik ließ nicht lange auf sich warten. Die Initiatoren des Gesetzentwurfs wehrten sich mit einzelnen eigenen, aber auch in einer gemeinsamen Presseerklärung: „Aus dem verfassungsrechtlich geschützten Selbstbestimmungsrecht des Menschen folgt (...), dass weder Krankheit noch der ärztliche Heilauftrag ein eigenständiges Behandlungsrecht des Arztes begründen. Für die Rechtmäßigkeit eines ärztlichen Eingriffs ist vielmehr die Einwilligung des Patienten erforderlich. (...) Unser Gesetzentwurf differenziert daher aus guten Gründen nicht nach Art und Stadium der Erkrankung. Wir wollen dem Patienten für jede Krankheitsphase die Entscheidung über Einleitung und Abbruch medizinischer Maßnahmen überlassen" (Stünker et al. 2008 b).

Auch die Aussage, dass die Patientenverfügung keine Verbindlichkeit erhalten soll, wenn sie in Unkenntnis der Möglichkeit der medizinischen Behandlung geschrieben worden ist, lehnte MdB Jerzy Montag (Bündnis 90/Die Grünen) ab: „Wir befürchten, dass eine solche Reichweiteneinschränkung faktisch den Patientenverfügungen und damit der Selbstbestimmung der Betroffenen den Garaus machen würde. Selbstverständlich werden – das ist schon logisch nicht anders denkbar – alle Patientenverfügungen in Unkenntnis späterer, zum Zeitpunkt der Abfassung der Patientenverfügung noch unbekannter medizinischer Entwicklungen abgegeben. Angesichts des immerwährenden und nie endenden Streits über die Möglichkeiten und den Sinn medizinischer Behandlungen würde auch jede Patientenverfügung dem Verdacht unterliegen, in Unkenntnis der Möglichkeiten medizinischer Behandlung verfasst worden zu sein" (Montag 2008).

Bezüglich der Stärkung des Bevollmächtigten hieß es in der gemeinsamen Presseerklärung der Initiatoren: „Es gibt Überlegungen, die Nichtaufnahme bzw. den Abbruch einer lebenserhaltenden Maßnahme immer von der Genehmigung des Vormundschaftsgerichts abhängig zu machen, also auch dann, wenn Betreuer und Arzt darin übereinstimmen, was dem Willen des Patienten entspricht. Die Vormundschaftsgerichte würden durch eine solche Regelung mit zig- tausenden Verfahren zusätzlich belastet – und dies völlig unnötig. (...) Für den Patienten würde dies bedeuten: Die Umsetzung seines Willens wird erheblich verzögert. In Ruhe sterben zu können, bedürfte einer zuvor erteilten „staatlichen Genehmigung" (Stünker et al. 2008 b)".

Auf die Forderung von Kirchenvertretern, man solle doch die Entscheidung des Patienten nicht einfach als das letzte Wort hinnehmen, entgegnete Jerzy Montag (2008): „Wir erkennen selbstverständlich, dass die Selbstbestimmung von Patienten, die sich aktuell nicht mehr selbst artikulieren können, der Fürsorge der Mitmenschen bedarf. Dies kann aber doch nur bedeuten, dass wir alle aufgerufen sind, fürsorglich für die Durchsetzung der selbstbestimmten Entscheidung des Patienten einzutreten. Würde man Fürsorge als einen Hebel verstehen, mit der der dokumentierte und testierte Wille des nicht mehr erklärungsfähigen Patienten ausgehebelt wird, würde sich Fürsorge zu einer Fremdbestimmung wandeln und der Patient zum Objekt des Willens der Fürsorgenden."

Und zu guter Letzt machte Jerzy Montag (2008) deutlich: „Rechtssätze des Bürgerlichen Gesetzbuches sind fast nie behutsam formuliert und haben sich in der Rechtspraxis immer dann bewährt, wenn sie klar und deutlich – mit Ihren Worten: ohne Wenn und Aber- formuliert waren."

Um die Bedenken der Kirchen und anderer Organisationen zu berücksichtigen, legte der Abgeordnete Bosbach (CDU), unter andrem zusammen mit dem Ethikexperten der SPD, Rene Röspel (MdB), einen neuen Gesetzentwurf zur Patientenverfügung vor. Sein Entwurf sah strengere formale Bedingungen für eine Patientenverfügung vor. (Diekmann 2008).

Kein Standpunkt war völlig von der Hand zu weisen, daher gab es Stimmen, z.B. von Bundesärztekammer-Präsident Jörg-Dietrich Hoppe, aber auch Wissenschaftlern (Klie/Student 2006, S. 184 f.), die eine detailliertere Gesetzesregelung über die gegenwärtige Rechtslage hinaus überhaupt ablehnten, weil gerade die Auseinandersetzung in jedem Einzelfall, „ob und wie eine Entscheidung legitimiert werden kann, (...) dem Wohle und dem Willen des betroffenen Patienten" entspreche (Bundesärztekammer). Diese „sehr individuelle Auseinandersetzung" zwinge mehr als eine klare gesetzliche Regelung zu einer „auch ethisch reflektierten Entscheidungsfindung". Konflikten über die richtige Entscheidung sei besser durch Fallkonferenzen und Konzile wie z.B. in Kanada zu begegnen (Klie/ Student 2006, S.184 f.).

## 3. Kritische Würdigung

Die Diskussion ist zu Ende, der Stünker-Entwurf gibt dem Patienten eine weitreichende Entscheidungsvollmacht mit allen Konsequenzen, die sich daraus ergeben. Für die Ärzte bildet das Gesetz eine passable Grundlage nicht nur für die Patientenberatung, sondern auch bei den schwierigen medizinischen Entscheidungen, die bei der Umsetzung der Patientenverfügungen zu treffen sind. Viele Angehörige und Betreuer werden bei den Fragen, was nun der wirkliche Wille des Patienten ist, entlastet. Für die Betroffenen selbst, deren Selbstbestimmungsrecht nun ohne Wenn und Aber anerkannt wird, bedeutet die neue gesetzliche Regelung eine Erleichterung, unter der Voraussetzungen, dass

- es einem Patienten möglich ist, die relevanten medizinischen Informationen vor dem Abfassen einer Patientenverfügung zu erhalten, (wenn er schon für seine eigenen Bestimmungen über Weiterleben und Tod voll verantwortlich ist);
- die momentan unzureichende Ausbildung der Ärzte im Bereich der Palliativmedizin ausgebaut und somit zu einer realistischen Alternative zu Patientenverfügung wird;
- die Angehörigen in der Pflege sowohl finanziell als auch durch professionelle Unterstützung so gestärkt und die Pflegekräfte entlastet werden, dass den Menschen schließlich die Ängste vor schlechter Pflege und Einsamkeit im letzten Lebensabschnitt genommen werden.

Von den hohen Kosten, die damit verbunden sind, abgesehen, sollte man auch einen Diskurs darüber führen, was ein würdiges Menschenleben und auch ein würdiges Sterben in unserer Gesellschaft wert ist.

# 4. Die Abfassung einer Patientenverfügung

## 4.1. Entscheidung

Freilich muss niemand eine Patientenverfügung abfassen. Ärzte dürfen, selbst wenn keine Patientenverfügung vorliegt, auf die Verlängerung eines nicht mehr aufhaltbaren Sterbens bei begleitender Palliativ- und Schmerzmedizin verzichten und sollten es sogar. Wer sich mit solchen Grenzsituationen des Lebens oder den damit verbundenen medizinischen Einzelheiten nicht beschäftigen möchte, kann mit einer sogenannten Vorsorgevollmacht auch eine Person seines Vertrauens zu entsprechenden Entscheidungen ermächtigen. Und sollte keinerlei Regelung vorliegen, wird vom Vormundschaftsgericht ein rechtlicher Betreuer bestellt (Bittler 2005, S. 10 ff.; Klie/Student 2006, S. 28 ff.; Neumann 2006, S. 5 ff.). Man braucht eine Patientenverfügung also nicht unbedingt.

Dennoch: Wer keine Patientenverfügung formuliert oder sie gemäß kirchlichem Rat durch eine Vorsorgevollmacht ergänzt, verzichtet gegebenenfalls auf die Möglichkeit der Selbstbestimmung und setzt sein Vertrauen in andere. Wer aber eine Patientenverfügung verfasst, übernimmt selbst die Verantwortung für die Folgen, wenn die Ärzte diesen Wünschen entsprechen. Anders und vielleicht schärfer ausgedrückt: „Wenn Sie Festlegungen für oder gegen bestimmte

Behandlungen treffen wollen, sollten Sie sich bewusst sein, dass Sie durch einen Behandlungsverzicht unter Umständen auf ein Weiterleben verzichten. Umgekehrt sollten Sie sich darüber klar sein, dass Sie für eine Chance, weiterleben zu können, möglicherweise Abhängigkeit und Fremdbestimmung in Kauf nehmen" (BMJ 2007, S. 7).

## 4.2. Abfassung

Hat man sich zur Abfassung einer Patientenverfügung entschlossen, finden sich im Internet und in verschiedenen Ratgebern mehr als 200 Muster und Formulierungsvorschläge unterschiedlicher Ausrichtung und Qualität. Eine Sammlung hat das Zentrum für medizinische Ethik in Bochum unter www.medizinethik.de/verfuegungen.htm zusammengestellt. Sehr hilfreich ist sicherlich auch ein im Bundesministerium der Justiz von einer hochkarätigen, fachübergreifenden Arbeitsgruppe erstellter Ratgeber (BMJ 2007).

Grundsätzlich gilt nach gegenwärtiger Rechtslage, dass für die Verbindlichkeit einer Patientenverfügung die Genauigkeit der geäußerten Wünsche entscheidend ist. D.h. je konkreter die Wünsche einen späteren Entscheidungsfall treffen, umso verbindlicher und wirksamer werden sie in der Praxis sein (BMJ 2007, S. 12 ff.).

Prinzipiell sollte man daher allgemeine Formulierungen, wie z. B. „qualvolles Leben" oder „dahin vegetieren" vermeiden. Was genau damit gemeint ist, ist manchmal schwer nachzuvollziehen, da diese Begriffe nicht definiert sind. Was z.B. ist ein „unwürdiges" Weiterleben oder ein „erträgliches" Leben (BMJ 2007, S. 12)?

Deswegen ist es wichtig, genau zu beschreiben, was man in welcher Situation wünscht. „Wenn die Patientenverfügung in verschiedenen Situationen gelten soll (z.B. für die Sterbephase, bei einem dauernden Verlust der Einsichts- und Kommunikationsfähigkeit, im Endstadium einer unheilbaren Erkrankung), sollten Sie überlegen, ob die festgelegten Behandlungswünsche (z.B. die Durchführung oder die Ablehnung bestimmter Maßnahmen wie die künstliche Ernährung, die künstliche Beatmung und anderes) in allen beschriebenen Situationen gelten sollen oder ob Sie für verschiedene Situationen auch verschiedene Behandlungswünsche festlegen möchten (lehnen Sie beispielsweise eine künstliche Ernährung nur in der Sterbephase oder auch bei einer weitfortgeschrittenen Demenzerkrankung ab?)" (BMJ 2007, S. 12).

Dass das unter Umständen für einen Betroffenen nicht leicht ist, ist sicher. Deshalb ist eine Beratung seitens der Ärzte oder von einer fachkundigen Organisation sinnvoll. Auch weist das Bundesministerium für Justiz darauf hin, dass bei Vorliegen einer schweren Krankheit genau zu beschreiben ist, was man in konkreten Krankheitssituation wünscht (BMJ 2007, S.12 f.). Das BMJ stellt mögliche Textbausteine auf der Internetseite www.bmj.bund.de zur Verfügung.

Andererseits sollte eine Patientenverfügung auch offen genug sein für eine Vielzahl möglicher Erkrankungen und Abwägungen. Das ist und bleibt eine Gratwanderung. Deshalb empfiehlt das Bundesministerium zusätzlich eigene Wertvorstellungen und seine Einstellungen zum eigenen Leben und Sterben aufzuschreiben. „Die in einer Patientenverfügung festgelegten Wünsche zum Ob und Wie medizinischer Maßnahmen in kritischen Krankheitssituationen beruhen meist auf persönlichen Wertvorstellungen, Lebenshaltungen, Hoffnungen oder Ängsten. Um die Festlegungen in einer Patientenverfügung besser nachvollziehen zu können, kann es für das Behandlungsteam ebenso wie für Bevollmächtigte, Betreuerin oder Betreuer hilfreich sein, Ihre persönlichen Auffassungen dazu zu kennen. Das ist insbesondere dann wichtig, wenn es Auslegungsprobleme gibt oder wenn die konkrete Situation nicht genau derjenigen entspricht, die Sie in der Patientenverfügung beschrieben haben. Insofern kann die schriftliche Festlegung eigener Wertvorstellungen eine wichtige Ergänzung einer Patientenverfügung sein"(BMJ 2007, S. 10 f.).

Die Patientenverfügung muss schriftlich niedergelegt werden, „ (...) weil dann der darin geäußerte Wille leichter nachweisbar ist" (BMJ 2007, S. 9). Man kann sie jedoch jederzeit mündlich widerrufen.

## 4.3. Aktualisierung und Aufbewahrung

Genauso wenig sind sich die Ratgeber einig, wie oft man die Patientenverfügung aktualisieren soll. Der Humanistische Verband Deutschlands schlägt z.B. einen Zeitraum von zwei Jahren vor (Neumann 2006, S. 11). Das Bundesministerium für Justiz hält dagegen eine jährliche Aktualisierung der Patientenverfügung für sinnvoll (BMJ 2007, S. 9). Hierzu genügt es, Datum und Unterschrift unter einer bestehenden Patientenverfügung durchzustreichen und handschriftlich zu erneuern.

Aufzubewahren ist die Patientenverfügung so, dass Ärzte, Bevollmächtigte oder Betreuer sie möglichst schnell bekommen können. Der Humanistische Verband Deutschlands stellt Hinweiskarten zur

Verfügung, die man bei sich tragen kann. Bei der Aufnahme in ein Krankenhaus oder ein Pflegeheim sollte man auf seine Patienten-verfügung hinweisen (BMJ 2007, S. 9; Neumann 2006, S. 11).

# Literatur

Bittler, J. (2005): Patientenverfügung und andere Vorsorgemöglich-keiten. So entscheiden Sie über Ihr Leben autonom. 6.Aufl. Regensburg/ Berlin.

Bundesärztekammer (2008): Pressemitteilung. Bundesärztekammer warnt vor „fragwürdigem Automatismus". – http://aerztekammer.de/page.asp?his=3.71.5877.6027.6045 (letzte Änderung 28.3.2008).

Bundesministerium der Justiz (Hrsg.) (2007): Patientenverfügung. Leiden, Krankheit, Sterben. Wie bestimme ich, was medizi-nisch unternommen werden soll, wenn ich entscheidungs-unfähig bin? Berlin.

Deutsche Alzheimer Gesellschaft (Hrsg.) (2003): Empfehlungen zum Umgang mit Patientenverfügungen bei Demenz – www.deutsche-alzhei-mer.de/index.php?id=37&no_cache=1&file=18&uid=224 (Stand 13.12.2003).

Deutsche Alzheimer Gesellschaft (Hrsg.) (2008): Stellungnahme der Deutschen Alzheimer Gesellschaft zum Entwurf eines 3. Gesetzes zur Änderung des Betreuungsrechts – www.deutsche-alzheimer.de/index.php?id=71 (zugegriffen am 8.11.2008).

DeutschlandRadio Berlin (2004): Scharfe Kritik an Gesetzentwurf zur Patientenverfügung. Interview mit Eugen Brysch, Deut-sche Hospiz Stiftung – http://www.dradio.de/dlr/sendungen/interview_dlr/330761/ (vom 16.12.2004).

Diekmann, N. (2008): Gesetzentwurf zur Patientenverfügung. Wer hat das letzte Wort? - www.tagesschau.de/inland/patientenverfuegung12.html (2.07.2008).

Hamburger Abendblatt (2007): Patientenverfügung soll auch bei Koma und Demenz gültig sein. In: Hamburger Abendblatt vom 11.April 2007 – http://www.abendblatt.de/daten/2007/04/11/72185html?prx= 1 (zugegiffen am 12.11.2008).

Humanistischer Verband Deutschlands (Hrsg.) (2005): Patienten-verfügung. Verbindlichkeit. Aktuelle Situation 2005. Zu-sammenfassung – http://www.patientenverfuegung.de/pv/verbindlichkeit.htm (zugegriffen am 8.11.2008).

Humanistischer Verband Deutschlands (Hrsg.) (2008): Patienten-verfuegung. Rechtliche Grundlagen – Verbindlichkeit einer klaren PV unstrittig – http://www.patientenverfuegung.de/rechtliche-grundlagen (zugegriffen am 31.12.2008).

Katholische Kirche in Deutschland (Hrsg.)(2008): Domradio: Um-gang mit Patientenverfügungen. Stellungnahme von Erzbi-schof Zollitsch und Bischof Huber. – www.katholisch.de/22060.html (zugegriffen am 23.10.2008).

Klie, Th./Student, J.-Chr. (2006): Die Patientenverfügung. Was Sie tun können, um richtig vorzusorgen. 9. Aufl. Freiburg im Breisgau.

Montag, J. (2008): Jerzy Montag antwortet auf die Kritik der Kirchen zur Patientenverfügung. - www.jerzy-Montag.de/cms/default/dok/237/237932.jerzy_mo...

Neumann, G. (2006): Standard-Patientenverfügung. Nach Formulie-rungshilfen des Bundesministeriums der Justiz: „… was medizinisch unternommen werden soll, wen ich entschei-dungsunfähig bin". Hrsgg. von Humanistischer Verband Deutschlands. Berlin.

Nicklas-Faust, J./de Bruyn, A.: Kritik am Gesetzentwurf zu Patien-tenverfügungen hatte Erfolg. In: Lebenshilfe-Zeitung 1/2005 hrsg. v. Bundesvereinigung Lebenshilfe – www.lebenshilfe.de/wDeutsch/aus_fachlicher_sicht/artikel/K … (07.03.2005).

Stünker, J. et al. (2008 a): Entwurf eines Dritten Gesetzes zur Ände-rung des Betreuungsrechts. In: Deutscher Bundestag – 16. Wahlperiode. Drucksache 16/8442 – http.//dip.bundestag.de/dip21/btd/16/084/160842.pdf (vom 6.3.2008).

Stünker, J./ Kauch, M./ Jochimsen, J./Montag, J. (2008 b): Presse-mitteilung. Patientenverfügung: Erwiderung auf die Kritik der Kirchen. - www.michael-kauch.de/?call-id=3-0-11-10737-9420-0-0 (27.05.2008).

*Johannes Zacher*

# Zukunftsweisende Qualitätssicherung in der Versorgung demenzkranker Menschen

## 1. Einleitung und Übersicht

Der vorliegende Beitrag beleuchtet den Aspekt der Qualitätsentwicklung und Qualitätssicherung in der Versorgung von Menschen mit einer Demenz. Erfreulicher Weise werden Qualitätsfragen in der Altenpflege mittlerweile sowohl in der Fachwelt als auch auf gesellschaftlicher Ebene intensiv diskutiert. Der Fokus dieser Diskussion, die gern auch in Fernseh-Talkshows geführt wird, liegt meist auf der Beobachtung der Versorgungsqualität in Pflegeheimen im Allgemeinen. Dabei wird an den vielfältigen Kontroversen deutlich, dass trotz der Intensität der Auseinandersetzungen noch kein befriedigendes Modell verbreitet und im Fachdiskurs hinreichend verankert ist, das Qualität hinreichend definieren würde und das in seiner Anwendung zu überzeugenden Ergebnissen führen würde. Das Problem liegt dabei darin, wie die Darstellung in diesem Artikel zeigen wird, dass meist nur nach Modellen gesucht wird, mit denen man abschließend und jederzeit nachprüfbar die Pflichten eines Pflegeheimes aufzählen kann. Das Ziel Lebensqualität bei Pflegebedürftigkeit ist aber viel zu komplex, als dass man nicht auch nach einer ebenfalls komplexen Qualitätsantwort suchen müsste, um dem Ziel gerecht zu werden.

Im folgenden Beitrag wird das Qualitätskonzept der BUKO-QS[1] vorgestellt, das in mehreren Dimensionen von bisherigen Vorschlägen abweicht und sich insbesondere auch den schwierigen Fragen der Qualitätsdefinition bei Vorliegen einer Form von Demenz stellt. Es erlaubt zum ersten eine ergebnisoffene, sehr individuell auszubalancierende Qualitätsbestimmung und zum zweiten inkludiert es eine geteilte und gemeinsame Qualitätsverantwortung aller an der Versorgung beteiligten Akteure.

Da das vorzustellende Instrumentarium explizit auf die stationäre Versorgung ausgerichtet ist, wird im Folgenden oft von Heimen und ihrer Verantwortung die Rede sein. Damit schließt die Untersuchung direkt an die verbreiteten Diskussionsgrundlagen an. Es wird aber

---

[1] BUKO-QS ist die Abkürzung für: Bundeskonferenz zur Qualitätssicherung im Gesundheits- und Pflegewesen e.V.

auch aufgewiesen, dass sich die gewonnenen Erkenntnisse auf weitere Versorgungsformen für Menschen mit einer Demenz erweitern lassen, da gerade die Systemoffenheit ein wesentliches Merkmal des neuen Instrumentariums ist.

## 2. Komplexität der Lebensqualität bei Pflegebedürftigkeit und Demenz

In mehrfacher Hinsicht ist die Qualität eines Lebens mit einer Demenzerkrankung nicht abschließend normierbar, sondern in Prozessschleifen anzunähern. Drei Dimensionen sind auseinanderzuhalten und zu beschreiben: Individualität, Komplexität und Reflexivität.

### 2.1. Individualität von Qualität

Lebensqualität ist von individuellen Empfindungen abhängig. Sie ist multifaktoriell, also aus Komponenten zusammengefügt. Sie erhält ihre Bewertung aus Vergleichen und Interaktionen mit der Umwelt. Ein zukunftsfähiges Qualitätsmodell muss die individuelle Zusammenstellung von Qualitätskomponenten zulassen und die Interaktion mit der Umwelt fördern. Erst die Beiträge vieler Akteure und nicht nur der Mitarbeiterinnen und Mitarbeiter des Heims sind in der Lage, Lebensqualität anzunähern.

Auch Menschen, deren Fähigkeit des Realitätsbezugs und der sprachlich zuverlässigen Äußerung ihrer Wünsche stark eingeschränkt ist, haben individuelle Lebensgestaltungswünsche. Qualität ist also auf jeden Fall individuell zu interpretieren. Nicht zu unrecht wird der Selbstbestimmung in der abstrakten Suche nach Qualitätsmaßstäben ein hoher Stellenwert eingeräumt. Was bisher fehlte, ist ein handhabbares Qualitätsmanagement-Instrumentarium, das Individualität und Flexibilität zulässt, ohne sich dem Vorwurf der Willkür oder Beliebigkeit auszusetzen.

### 2.2. Nutzenmaximierung aus Qualitätskomponenten

Die zweite Quelle für einen vielschichtigeren Zugang zu Qualität ist die Zusammensetzung der Qualität aus verschiedenen Nutzenbeiträgen. Theoretisch ist Qualität aus der Sicht des bewusst entscheidenden Menschen die Maximierung der Nutzensumme, die sich aus verschiedenen Gütern und Diensten zusammenstellen lässt. So setzt sich auch für den alten und eingeschränkten Menschen Qualität aus mehreren Komponenten zusammen.

Qualitätskomponenten lassen sich addieren und kompensieren. Ein Vergleich mit dem Alltag gesunder Menschen erlaubt einen einfachen Zugang. Ein gelungener Urlaub setzt sich aus Wetter, Unterbringung, Verpflegung, Preisgünstigkeit, Reisegefährten, Landschaft etc. zusammen. Es müssen nicht alle Komponenten den höchsten Erwartungen entsprechen und es werden verschiedene Menschen unterschiedliche Nutzen-Pakete zusammenstellen. Auch können verschieden Gäste den gleichen Urlaub völlig unterschiedlich bewerten, weil sie differierende Präferenzen haben. Hier erwarten wir von einem neuen Qualitätsinstrumentarium, dass es ebenfalls eine Wahl- und Gestaltungsfreiheit lässt. Es soll nicht allen Menschen das gleiche Leistungspaket aufzwingen. Im Nutzenmix spielen aber nicht nur das Heim und seine Mitarbeiterinnen eine Rolle, sondern auch die Angehörigen, Ärzte, Mitbewohner, Besucher, Therapeuten usw.[2]

## 2.3. Kulturgebundenheit von Qualität

Dies leitet über zu den Umweltaspekten. Qualität ist immer umweltabhängig, sie reflektiert ihr Bezugssystem. Zum einen ist dies zu konstatieren, weil die Umsetzung der Qualität von Ressourcen und Bezugspersonen abhängig ist, zum anderen, weil die Nutzenbewertung nicht ohne die Wertsysteme der Umwelt denkbar ist. Auch junge und gesunde Menschen können sich wegen der begrenzten Ressourcen nicht alle Wünsche erfüllen. Qualität der Lebensgestaltung ist das Ergebnis eines individuellen Abwägens des Einsatzes der vorhandenen Ressourcen für diejenigen Güter und Dienstleistungen, mit der eine persönlich bewertete maximale Nutzensumme erreicht wird. Zur Bewertung dienen neben dem eigenen Empfinden die Vergleichsmöglichkeiten. Welche Annehmlichkeiten stehen den umgebenden Personen zur Verfügung? In welcher Gesellschaft und Kultur leben die Entscheider? Welche Werte werden transportiert und welche Maßstäbe angeboten? Die umgebende Kultur, aber auch die gezielte Einflussnahme durch Werbung, Politik, Medien

---

[2] Dafür wurden im Modellprojekt „Netzwerk: Soziales neu gestalten (SONG)" wieder deutliche Evidenzbasen erhoben; vgl.: Soziales neu gestalten (Hrsg.) (2009): Zukunft Quartier – Lebensräume zum Älterwerden, Band 2: Eine neue Architektur des Sozialen – sechs Fallstudien zum Welfare Mix. Beispiele für Komponenten und Akteure im persönlichen Netzwerk: S. 60, S. 97, S. 110

oder Weltanschauungen prägen die Präferenzen bereits im Vorfeld mit. Im Ergebnis werden gleiche Güter oder Dienstleistungen in unterschiedlichen Kulturen abweichend beurteilt.[3] Die Wertschätzung und Qualitätsbeurteilung von Leistungen ist überdies im Zeitablauf Veränderungsprozessen unterworfen. Die Menschen aus der Umgebung des Pflegebedürftigen spielen also nicht nur als Mitwirkende im Dienstleistungsprozess eine Rolle, sondern auch als Unterstützer im Entscheidungs- und Bewertungsprozess. Ein neues Qualitätsinstrumentarium sollte zwingend auch dafür offen sein. Qualität ist nicht nur Produktion von Leistungskomponenten, sondern wird als solche erst wahrgenommen, wenn auch die positive Bewertung der Produkte dazukommt.

## 2.4. Anforderungen an ein Qualitätsförderungsinstrument

Aus den Überlegungen zur Lebensqualität ergeben sich also neue Anforderungen an ein Qualitätsförderungsinstrument. Es muss erstens die Individualität eines Leistungsprogramms ermöglichen. Es muss zweitens nicht nur die Einrichtung und ihr Personal im Fokus haben, sondern weitere Personen des Umfelds als Lieferanten von Leistungs- und Qualitätskomponenten einbeziehen. Und drittens muss es nicht ein abschließendes Regelwerk schaffen, sondern vielmehr Prozesse initiieren und steuern, die den Kontakt zur Umwelt als Transporteur von Kultur und Beurteilungsrahmen fördern. Ohne diese Verflochtenheit würde Qualität viel zu eng, abschließend und vorläufig gedacht. Starre, monodisziplinäre Qualitätsstandards alleine modellieren Qualität in einer so vereinfachenden Weise, dass der Erklärungswert für tatsächlich beobachtete (Un-)Zufriedenheit sehr gering wird. Ohne Einbezug des sozialen Netzwerks und ohne Berücksichtigung der Interaktionen mit dem kulturellen, rechtlichen und gesellschaftlichen Background können die Regeln für Nutzwertempfindungen und Qualitätswahrnehmung nicht nachvollzogen werden[4].

---

[3] Vgl. auch die unterschiedlichen Rechtsverständnisse, die sich aus diversen kulturellen und historischen Kontexten entwickelt haben im Beitrag von Igl G.: Internationale und Europäische Dimensionen der Langzeitpflege, in Igl G. und Naegele G. und Hamdorf S. (Hrsg): Reform der Pflegeversicherung – Auswirkungen auf die Pflegebedürftigen und die Pflegepersonen, Hamburg 2007, S. 70-84.
[4] Eine Parallele zur Neuen Institutionenökonomik (grundlegend zur Neuen Institutionenökonomik vgl.: Richter, R./ Fururbotn, E.: Neue Institutionenökonomik, Tübingen 2003) drängt sich auf. Dort wird untersucht, warum die Entscheidungen der Wirt-

Der geforderte vielfältige Umweltbezug lässt sich am besten durch eine systemische Betrachtungsweise abbilden. Die Akteure (Pflegekräfte, Angehörige, Management, Ärztin etc.) werden als Subsysteme verstanden und bringen spezifische Umwelt- oder Lebensaspekte in den Pflege- und Betreuungsprozess ein; sie vertreten jeweils Teilziele und erbringen Teilleistungen. Koordinationsinstrumente führen diese Beiträge zu einer Gesamtleistung zusammen. Das Erreichen der Qualität kann also nur noch gemeinschaftlich gedacht werden. Qualitätsmanagement sollte zum Management der gemeinsamen Verantwortung werden.

## 3. Qualitätsniveaus der BUKO-QS

Es gibt bisher (nur) einen ausgearbeiteten Vorschlag, Qualität, Qualitätsplanung und Qualitätssicherung aus dieser flexiblen und umfassenden Perspektive zu definieren. Das ist das Modell der BUKO-QS. Es nennt sich „Qualitätsniveaus in der stationären Altenhilfe"[5]. Im Weiteren bezieht sich dieser Aufsatz auf das einschlägige „Qualitätsniveau I, Mobilität und Sicherheit bei Menschen mit dementiellen Einschränkungen in stationären Einrichtungen"[6], im folgenden QN1 genannt.

Dieser Ansatz der Qualitätsniveaus der BUKO-QS wählt bewusst einen neuen Begriff für die zu beschreibende Qualität. Er nennt jeweils ein Cluster von Qualitätsmerkmalen ein „Qualitätsniveau", um die Offenheit für Aushandlungsprozesse der zu erreichenden

---

schaftssubjekte, zum Beispiel als Nachfrager von Konsumgütern oder als Anbieter von Arbeitskraft, nicht allein mit Preis-Mengen-Modellen zu erklären sind. In erweiterten Modellen werden die Regelwerke einbezogen, die dem Menschen helfen, auch ohne übernatürliche Informationsverarbeitungskapazität zu Entscheidungen zu kommen. Diese Regeln entnimmt der Teilnehmer am Wirtschaftsleben aus Erfahrungswerten, Rechtsverständnis und kultureller Prägung. Mit diesen Erweiterungen nimmt die Aussagekraft der Modelle deutlich zu. Auch bei Pflegeleistungen geht es um die Beurteilung von Produkten und Dienstleistungen, weshalb die Parallelität der Modellentwicklung (trotz unabhängiger Forschung) als Indikator für die Zuverlässigkeit der Ergebnisse gelten kann.

[5] Die Qualitätsniveaus sind Ergebnis mehrjähriger Forschung, die durch das Bundesministerium für Familien, Senioren, Frauen und Jugend gefördert wurde. Vgl.: Bundeskonferenz zur Qualitätssicherung im Gesundheits- und Pflegewesen (Hrsg): Qualitätsniveaus in der stationären Altenhilfe; Band 1: Qualitätsniveau I, Mobilität und Sicherheit bei Menschen mit dementiellen Einschränkungen in stationären Einrichtungen, Heidelberg 2008.

[6] Im Weiteren bezieht sich dieser Aufsatz auf das einschlägige „Qualitätsniveau I, Mobilität und Sicherheit bei Menschen mit dementiellen Einschränkungen in stationären Einrichtungen.

Qualität und den Einigungsprozess zwischen allen an der Betreuung Beteiligten zum Ausdruck zu bringen.

Ein zweiter wesentlicher Begriff des Instrumentariums ist „Ausbalancieren". Qualitätsdefinition wird als jeweils individueller Prozess gesehen, in dem Widersprüche zwischen den Wünschen, Erwartungen und Befürchtungen der kranken Menschen und der sie versorgenden Umweltpartner in einen tragfähigen Ausgleich gebracht werden müssen. Die Qualitätsniveaus verstehen sich als Lösungswege für Zielkonflikte und zwar durch explizites Kommunizieren der Konflikte und durch bewusste Entscheidung im Sinne der betroffenen Bewohner unter Inkaufnahme des Verzichts unerfüllbarer Ziele.[7]

Als dritter wichtiger Begriff ist noch die „Multiprofessionalität" einzuführen. Mit diesem Wort belegen die Autoren der Qualitätsniveaus das Zusammenwirken aller Partner vom pflegebedürftigen, demenzkranken Mensch über seine Familie und Angehörigen, über die Mitarbeiter des Heims, in dem der Mensch lebt, bis zu Ärzten, Richtern, Sanitätshäusern, Apotheken, Therapeuten aller Art. Das Wort grenzt den – oben als gemeinsame und geteilte Verantwortung – geforderten Tatbestand von anderen monoprofessionellen Qualitätskonzepten ab, die sich zunächst und ausschließlich mit den Handlungsmöglichkeiten des Heimpersonals befassen. Die Qualitätsniveaus sehen diese monoprofessionellen Standards als integrierbar in das Denkmodell der Qualitätsniveaus.[8]

Nach diesen Begriffsklärungen werden nun die Grundelemente des Konzepts der Qualitätsniveaus vorgestellt. Die BUKO-QS erprobt in allen oben geforderten Dimensionen einen radikalen Neuanfang in der Qualitätsdiskussion. Sie thematisiert die aufgeworfenen Ansprüche an Individualität und Bewertung als Zielkonflikte. Im Umgang mit diesen Zielkonflikten geht sie einen offenen Weg. Außerdem gehen die Qualitätsniveaus durchgängig von einer gemeinsamen Verantwortung aller zur Pflege und Betreuung beitragender Personen aus.


## 3.1. Zielkonflikte


In der Pflege und Betreuung pflegebedürftiger und insbesondere demenzkranker Menschen stellen sich denen, die Verantwortung

---

[7] QN1, S. 20
[8] QN1, S. 18

dafür übernehmen, immer mehrere Aufgaben gleichzeitig. Die Ziele der Sicherheit, Hygiene und körperlichen Unversehrtheit sollten ebenso angestrebt werden wie die der Individualität, der Achtung des freien Willens und der persönlichen Entscheidungen, auch wenn diese nicht der objektiven Gesundheitsförderung oder Sicherheit dienen. In diesem Zielkonflikt befinden sich alle Beteiligten von der gesellschaftlichen Ebene, vertreten durch Gesetzgeber, Gerichtsbarkeit, Meinungsbildung und Politik über die Korporationen wie Einrichtungsträger und Trägerverbände, Pflegekassen und Interessensvertretungen der Pflegebedürftigen und ihrer Angehörigen bis hin zu den Einzelpersonen, die tatsächlich im Einzelfall konkrete Entscheidungen zur Art der Pflege und Betreuung treffen müssen. Nur zu einem Teil geht es dabei darum, dass die begrenzten Ressourcen Entscheidungen verlangen, die einer völligen Individualisierung der Pflegeleistungen nicht gerecht werden können. Betreuung muss natürlich in einer Weise geschehen, die den solidarisch und individuell aufbringbaren Mitteln entspricht. Der weitaus diffizilere Konflikt ist die Abwägung zwischen der Gewährung individueller, spontaner Handlungsfreiheit für die Pflegebedürftigen und der Einschränkung dieser Freiheit im wohlgemeinten fürsorglichen Interesse der zu Betreuenden.[9]

Der Lösungsansatz der Buko-QS ist nun nicht eine eindeutige Vorentscheidung für die eine oder andere Seite sondern ein moderierter Abwägungsprozess. Die Einsicht, dass die beiden Hauptzielkomponenten der Sicherheit und Freiheit nicht gleichzeitig erfüllt werden können muss zunächst für alle mit der Betreuung befassten Organisationseinheiten und Personen kommuniziert werden. Sodann ist mit jeder pflegebedürftigen Person - oder gegebenenfalls für sie - eine individuelle Wahl zu treffen, die dem Willen des zu schützenden Menschen besonders nahekommt und die zur Betreuungssituation kompatibel ist.[10]

## 3.2. Gemeinsame Verantwortung

Dieser als interaktiver Prozess angelegte Zugang zu Entscheidungen leitet über zum zweiten wesentlichen Element des Konzepts der Qualitätsniveaus. Die Verantwortung für die Qualität der Pflege und Betreuung liegt nicht bei einer Person oder Pflegeeinrichtung alleine. Die Verantwortung wird alseine gemeinsame konzipiert, da nur das Zusammenwirken der Beteiligten eine Chance hat, Lebensqua-

---

[9] QN1, S. 22
[10] QN1, S. 22

lität anzunähern und zu sichern. Dies ist keine Verminderung der Verantwortung einer Seite, insbesondere nicht der der Pflegeeinrichtung, vielmehr ist es eine Umwandlung der Verantwortung von der nicht einlösbaren Erwartung der gleichzeitigen Erfüllung nicht kompatibler Ansprüche hin zu einer Prozessverantwortung.

Damit wird die Multiprofessionalität zu einer der Kernaussagen des Konzepts. Dieser Anspruch wird aber nicht nur vage postuliert, sondern in einem aufwendigen Verfahren wird Baustein für Baustein dargelegt, welche Beiträge die Prozessbeteiligten einbringen können.

Das Ergebnis sind übersichtliche Tabellen[11], die nach Themen sortiert für viele Teilaspekte aufzeigen, welche Verantwortung bei den Bewohnerinnen[12] mit Demenz selbst, bei der gesetzlichen Vertreterin, bei der Mitarbeiterin der Einrichtung, beim Management der Einrichtung bzw. bei der Trägerin, bei Bezugspersonen (Angehörigen und Freiwilligen) und bei weiteren Professionen wie Ärztinnen, Therapeutinnen, Richterinnen liegen.[13] Mit diesen Tabellen wird die Machbarkeit einer solchen gemeinsamen Verantwortung plausibel. Ein Vorgehen nach diesen Tabellen ermöglicht Transparenz und Zuverlässigkeit in der gemeinsamen Verantwortung. Die Respektierung des Willens der demenzkranken Person wird offensichtlich viel wirksamer möglich, weil nach gegenseitiger Information und nach Abwägung der Argumente die Entscheidung der Bewohnerin beziehungsweise ihrer gesetzlichen Vertretung zu einer dokumentierten Grundlage werden kann. Aber nicht nur bei grundsätzlichen Festlegungen, auch in der praktischen Umsetzung ist immer wieder die Mitwirkung aller Beteiligten gefordert.[14] Dies ist am besten an Beispielen zu zeigen.

## 3.3. Unterstützung der Mobilität durch Hilfsmittel

Wenn die Mobilität durch den Einsatz von Hilfsmitteln gefördert werden soll, können folgende Verantwortungen relevant werden: Die Bewohnerin, der Bewohner ist bereit, Hilfsmittel (z.B. Gehwagen) anzunehmen. Auch Menschen mit einer Demenzerkrankung haben einen (zu respektierenden) eigenen Willen. Sie können, aus wel-

---

[11] Ein Beispiel wird am Ende von Kapitel 3.3 dargestellt.
[12] Wegen der Häufigkeit weiblicher Bewohnerinnen wird im QN I und dem folgend auch im Weiteren zur Verkürzung des Texts häufig die einfache Form gewählt. Männliche Bewohner und Akteure sind selbstverständlich mit gemeint.
[13] QN1, S. 21
[14] QN1, S. 25

chen Gründen auch immer, eine angebotene Unterstützung anneh-
men oder nicht. Sie haben eine Mitwirkung, eine Selbstbestimmung,
tatsächlich eine eigene Verantwortung für ihre Mobilität. Genauso
wie der gesunde Mensch die Möglichkeit hat, eine ihm zu Gebote
stehende gesundheitsfördernde Maßnahme zu ergreifen oder nicht
– und damit die Verantwortung für die Folgen seiner Entscheidung
auf sich nimmt – genauso ist der Demenzkranke nicht zu seinem
Glück vergewaltigbar. Wohl aber muss, deutlicher als bei einem
gesunden Menschen, vom Umfeld alles getan werden, um die Demenzkranke auf die Möglichkeiten Mobilität fördernder Maßnahmen
und ihren Wert hinzuweisen. Bei den Akteuren des Netzwerks liegt
auch die Verantwortung, um die notwendigen finanziellen Mittel
bereitzustellen oder beim Gebrauch des Hilfsmittels zu unterstützen.
Die Letztverantwortung bleibt dennoch bei der Bewohnerin, dem
Bewohner. Dies ist den Autoren auch im Sinne der Menschenwürde
und Selbstbestimmung sehr wichtig.[15]

Der Verantwortungsbereich der Bewohner wurde hier zuerst genannt, um diese Person in den Mittelpunkt zu stellen und zum Ausgangspunkt und Ziel der Bemühungen zu machen. Die potentielle
Mitverantwortung weiterer Kreise kann wie folgt verstanden werden
und wird in den folgenden Absätzen dargestellt.[16]

Die gesetzliche Vertretung steht in dieser Aufzählung an erster Stelle, denn sie steht der Bewohnerin am nächsten. Sie hat sich zu
bemühen, den Willen der Bewohnerin zu erkunden und zu fördern.
Sie hat insbesondere die Anschaffung der Hilfsmittel durch Anträge
zu betreiben und gegebenenfalls auch private Mittel der Bewohnerin
einzusetzen, um die Hilfsmittel anzuschaffen. Sie hat die Bewohnerin zu ermuntern, vom Hilfsmittel Gebrauch zu machen. Sie hat gegebenenfalls auch die Initiative zu ergreifen und bei den weiteren
Beteiligten anzufragen, ob die Mobilität durchs Hilfsmittel weiter
gefördert werden kann.

Die Mitarbeiter der Einrichtung nehmen ihre Verantwortung war,
wenn sie die Mobilität regelmäßig beobachten und auf Grund ihres
Fachwissens rechtzeitig Vorschläge machen. Sie erwägen, welche
Hilfsmittel von Vorteil wären, um einer Verschlechterung vorzubeugen oder um ihr zu begegnen. Sie leiten nach der Anschaffung oder
Bereitstellung beim Gebrauch an und ermuntern gegebenenfalls zu
demselben.

Die Träger der Einrichtung sorgen im Rahmen der baulichen Gege-
benheiten dafür, dass Nutzungsmöglichkeiten für Hilfsmittel gege-

---

[15] QN1, S. 22
[16] QN1, S. 44-46

ben sind, evtl. veranlassen sie auch bauliche Anpassungen. Sie leiten das Personal im Umgang mit neuen Hilfsmitteln an, sie planen die Aufbewahrung, Instandhaltung und Reinigung der Hilfsmittel. Sie bemühen sich um vertragliche Regelungen mit Kostenträgern und halten Kontakt zu Lieferanten.

Auch die Angehörigen und Freiwilligen haben als Bezugspersonen eine Mitverantwortung, Veränderungen in der Mobilität zu beobachten. Sie unterstützen die Entscheidungen der beteiligten Fachleute und ermuntern und unterstützen ebenfalls die Bewohnerin beim Gebrauch der Hilfsmittel. Sie lassen sich gegebenenfalls selbst in die Nutzung und eine günstige Art der Hilfestellung einweisen.

Arzt und Ärztin haben ihre Verantwortung in Untersuchung und Diagnose der Mobilitätseinschränkung und einer Prüfung der Vor- und Nachteile unterschiedlicher Hilfsmittel. Sie beraten insbesondere die Betroffene und ihre gesetzlichen Vertreter bei der Entscheidung. Sie unterrichten die Mitarbeiter der Einrichtung über Ziele der Maßnahme und über die Anwendung nach Art und Häufigkeit.

Sodann kommen Therapeuten in Frage, die entweder schon bei der Beobachtung und Entscheidungsfindung mitwirken oder nach der Anschaffung die Anwendung des Hilfsmittels begleiten. Sie schulen Mitarbeiter und Angehörige, sie wählen spezielle Übungen, Programme, Bewegungsabfolgen aus, um der Bewohnerin den Gebrauch zu erleichtern.

Das Sanitätshaus hat ebenfalls Erfahrungen und Kenntnisse, die im Gefüge der Mobilitätsförderung relevant sind. Zunächst sind sie verantwortlich für die technische Sicherheit, die sie bei Lieferung, in der Wartung und durch Informationsweitergabe an Bewohnerin, Vertreterin, Angehörige und Mitarbeiter der Einrichtung fördern können. Gegebenenfalls haben sie sich auch mit der Trägerin und ihrem Management über das Zusammenwirken bei der Instandhaltung der Geräte zu verständigen. Darüber hinaus können sie ebenfalls ihre Erfahrungen in Anwendung und Nutzung der Geräte weitergeben.

Die Förderung der Mobilität durch Hilfsmittel ist also nur durch das verantwortliche Handeln aller Beteiligten und das Einbringen der diversen Rollen und Fachkompetenzen qualitätsvoll möglich. An diesem kleinen Ausschnitt wurde dies exemplarisch vorgestellt. Zur Anschauung möge auch die Abbildung eines Ausschnitts einer der Tabellen dienen.[17] Diese Tabellen fassen die wichtigsten Hinweise in Ergänzung zum Text jeweils noch einmal zusammen und verdeutlichen die geteilte und gemeinsame Verantwortung.

---

[17] QN1, S. 46; aus Gründen der Übersichtlichkeit leicht zusammengefasst.

| Ziel 5 – Einschränkungen der Mobilität werden den individuellen Bedürfnissen und Bedarfen der Bewohnerin mit Demenz entsprechend behandelt und sind kompensiert. |
|---|

Handlungsleitende Empfehlungen in den Verantwortungsbereichen

| Bewohnerin | | Einrichtung | | Extern Beteiligte | |
|---|---|---|---|---|---|
| Bewohnerin mit Demenz | Gesetzliche Vertreterin | Mitarbeiterin | Management | Profession | Bezugsperson |
| Verwendet Hilfsmittel und beteiligt sich an der geplanten Intervention. | Trägt Sorge für Verordnung und Genehmigung der Hilfsmittel; setzt vorhandene finanzielle Mittel ein. | Unterstützt die therapeutischen Bemühungen durch gezielte Angebote im Rahmen der aktivierenden Pflege. | Ermöglicht fachärztliche Betreuung; stellt Zusammenarbeit mit dem Sanitätsfachhandel sicher; Fördert Kooperation mit externen Therapeuten | Arzt: verordnet notwendige Therapien und Hilfsmittel; Sanitätsfachhandel sorgt für Anpassung der Hilfsmittel; Therapeutin führt Interventionen durch. | Angehörige/ Freiwillige ermuntern und unterstützen bei der Wahrnehmung der therapeutischen Intervention. |

# 4. Bewertung und Praxistauglichkeit

Das Instrument erfüllt die gestellten Anforderungen. Es findet einen Weg, durch Prozessvorschläge und Verantwortungszuordnung eine Kooperation der Beteiligten und eine Individualisierung der Qualitätsziele zu fördern. Es scheint durch die im Fokus stehenden Programmpunkte der Zielkonfliktmoderation und der Multiprofessionalität einen Zugang gefunden zu haben, eine deutlich komplexere Qualitätsförderung zu initiieren.

Dabei ist das Ergebnis in Tabellenform einfach und verständlich. Es ist realitätsnah, übersichtlich, vom Umfang überschaubar und auch für Praktikerinnen gut lesbar.

Es wird in den begleitenden Texten und Fußnoten deutlich, dass das Ergebnis auf einer umfangreichen Untersuchung basiert, um eine sinnvolle Einteilung und Zuordnung zu finden. Es wurden alle weltweit erreichbaren, einschlägigen Studien herangezogen und ausgewertet.[18] Diese wurden durch eigene Untersuchungen ergänzt und mit einer großen Zahl von Expertengesprächen und Arbeitskreisen absichert.[19]

Zur Überprüfung der Frage, welche Schulungen und Einführungsmaßnahmen für den flächendeckenden Einsatz in der Praxis erforderlich sind, läuft eine Implementationsstudie mit 20 stationären Altenhilfeeinrichtungen regional verteilt in Deutschland[20]. Diese Anwendungsforschung, die vom Bundesministerium für Familien, Frauen, Senioren und Jugend gefördert wird, läuft noch bis zum Jahr 2010.

## 5. Interpretation und Einordnung

Die neue Herangehensweise an Qualitätsmanagement ist geeignet, der wachsenden Komplexität der Herstellung von Dienstleistungen gerecht zu werden. In der Vernetzung und im Bewusstsein der Bezogenheit können die Akteure ihren Beitrag zur Geltung bringen. Die zukünftige Aufgabe von Qualitätsförderung ist also nicht mehr in statischen Verfahrensanweisungen zu sehen, sondern in dynamischer Qualitätsbestimmung und in Prozesssteuerung. Der BUKO-QS Ansatz weist damit sogar auch über die mittlerweile auch in der Pflege verschiedentlich eingeführten dynamischen Verfahren hinaus, die unter den Begriffen kontinuierlicher Verbesserungsprozess (KVP) oder EFQM firmieren, weil er Qualität nicht mehr nur als innerbetriebliche Aufgabe versteht, sondern als Ergebnis einer Kooperation der Beteiligten innerhalb und außerhalb des Pflegedienstes.

---

[18] QN1, S. 34-37
[19] QN1, S. 11-16
[20] Projekt QuInT-Essenz; Nachhaltige Implementierung der Qualitätsniveaus im Team – mit Wirksamkeitsforschung; Exemplarische Implementierung des Qualitätsniveaus I: „Mobilität und Sicherheit bei Menschen mit dementiellen Einschränkungen in stationären Einrichtungen". Das Forschungsprojekt wird unter Leitung von Mona Frommelt (Hans-Weinberger-Akademie, München) durchgeführt.

# 6. Ausblick

Das Erforschen und Einüben koordinierter Qualitätsverantwortung in Netzwerken beteiligter Akteure unter herausragender Mitverantwortung der Betroffenen selbst ist für alle Zukunftsmodelle der Versorgung im Alter von zentraler Bedeutung. Beide Tendenzen, sowohl der Versuch, sich am Grundsatz ambulant vor stationär zu orientieren, als auch das Bemühen, die Wohnform Heim weiterzuentwickeln, sind zunehmend an Netzwerken ausgerichtet.

Angesichts der demografischen Entwicklung ist, bei aller Unsicherheit der Prognosen über den zukünftigen Pflegebedarf, eines sehr wahrscheinlich: die familiären Umfelder, die in der Lage sind, alleine und in abschließender Verantwortung die Pflege zu garantieren, nehmen ab. Sowohl die Bemühungen, über Freiwillige, Freiwilligenagenturen und Nachbarschaftshilfe Ersatz zu schaffen, als auch die Modelle für neue (sogenannte alternative) Wohnformen sind wesentlich auf funktionierende Netzwerke angewiesen. Wenn diese neuen Versorgungsformen nicht nur eine Notlösung sein sollen und auch dort Qualität gefördert werden soll, sind alle diese Formen auf Qualitätsverbesserungsmaßnahmen angewiesen, die im Netzwerk und in Kooperationen funktionieren.

So sind die diversen Versuche mit Wohngemeinschaften für demenzkranke Menschen meist darauf angelegt keine Heime zu sein, sondern eine eigene Häuslichkeit darzustellen. Die Versorgungssicherheit des Heims wird aufgegeben zugunsten mehr Selbstbestimmung, mehr Wohnlichkeit und flexiblerer Versorgung. Wenn die Menschen dort weder gefährdet werden noch verwahrlosen sollen, müssen jeweils viele Beteiligte (Bewohner, Angehörige, Freiwillige, ambulanter Pflegedienst, evtl. hauswirtschaftliche Versorger oder Angestellte) koordiniert zusammenwirken. Soll dabei auch noch der Qualitätsgedanke verfolgt werden, was schon deswegen notwendig ist, weil sonst die Gesellschaft in Form von Verwaltung und Rechtsordnung gezwungen sein wird, diese Formen unter die Heimaufsicht zu stellen und oder zu verbieten, dann stellt das hier vorgestellte Modell der Qualitätsniveaus sicher eine äußerst geeignete Grundlage dar, um geteilte Verantwortung zu organisieren und zu bewerten. Aber auch im ambulanten Sektor wird die Aufmerksamkeit für Gewalt in der Pflege, für Verwahrlosung und mangelnde Qualität steigen.[21] Je geringer die Zahl der pflegenden Angehörigen wird und je

---

[21] Vgl. Schütte, W.: Das Leistungskonzept der Pflegeversicherung im Reformprozess – Angehörigenpflege, Pflegegeld und „Neues Verwaltungsrecht", in: SGb Die Sozialgerichtsbarkeit, Zeitschrift für das aktuelle Sozialrecht, Heft 4/2009, S. 185-192

größer die Wahrscheinlichkeit der Überforderung, umso wichtiger werden Arbeitsweisen ineinandergreifender Hilfen. Diese brauchen als Qualitätssicherung ein Qualitätssteuerungsinstrument, das die Zielkonflikte beim Abwägen der Qualitätsaspekte und die Multiprofessionalität der Versorgung zum zentralen Gegenstand hat. Dafür gibt es aktuell zu den Qualitätsniveaus der BUKO-QS keine Alternative, allerdings den dringenden Bedarf, deren Prinzip auf weitere Themenfelder auszudehnen.

# Literatur

Bundeskonferenz für Qualitätssicherung im Gesundheits-und Pflegewesen e.V. (Hrsg.) (2008): Qualitätsniveau I, Mobilität und Sicherheit bei Menschen mit dementiellen Einschränkungen in stationären Einrichtungen. Heidelberg.

Igl G. (2007): Internationale und Europäische Dimensionen der Langzeitpflege, in Igl G. und Naegele G. und Hamdorf S. (Hrsg) Reform der Pflegeversicherung – Auswirkungen auf die Pflegebedürftigen und die Pflegepersonen. Hamburg.

Schütte, W.: Das Leistungskonzept der Pflegeversicherung im Reformprozess – Angehörigenpflege, Pflegegeld und „Neues Verwaltungsrecht", in: SGb Die Sozialgerichtsbarkeit, Zeitschrift für das aktuelle Sozialrecht, Heft 4/2009, S. 185-192

Soziales neu gestalten (Hrsg.) (2009): Zukunft Quartier – Lebensräume zum Älterwerden, Band 2: Eine neue Architektur des Sozialen – sechs Fallstudien zum Welfare Mix. Gütersloh.

# Abkürzungshinweise

BUKO-QS = Bundeskonferenz für Qualitätssicherung im Gesundheits-und Pflegewesen e.V.

QN1 = Qualitätsniveau I, Mobilität und Sicherheit bei Menschen mit dementiellen Einschränkungen in stationären Einrichtungen.

# Autorinnen und Autoren

## Duchardt, Kerstin

Kerstin Duchardt, Jahrgang 67, aufgewachsen in Kempten, ist gelernte Sekretärin, Schneiderin und Kfz-Mechanikerin. Hierzu führte sie ihr Weg nach Augsburg und Düsseldorf. Im Bereich Expeditionsreisen war sie selbstständig in Ägypten tätig und bot Wüstentouren für Individualisten an. Geprägt durch die Armut der ägyptischen Bevölkerung entschloss sie sich, ihren Ausbildungen eine akademische hinzuzufügen, um Menschen auf internationaler Ebene professionell Hilfe leisten zu können. Heute lebt sie wieder in Kempten und studiert dort Sozialwirtschaft, derzeit im fünften Semester.

## Köffer, Julia

Julia Köffer hat ihr Fachabitur in der Fachrichtung Sozialwesen an der Staatlichen Fachoberschule Friedberg erworben und ist seit dem Wintersemester 2007/2008 Studierende an der Hochschule für angewandte Wissenschaften – Fachhochschule Kempten im Studiengang Sozialwirtschaft; derzeit im fünften Semester.

## Kühbeck, Sylvia

Silyia Kühbeck hat im Sommersemester 2009 ihr Studium der Sozialwirtschaft an der Hochschule für angewandte Wissenschaften – Fachhochschule Kempten als Diplom-Sozialwirtin abgeschlossen und ist ehrenamtlich bei der Alzheimer-Gesellschaft Kempten engagiert.

## Lutz, Katrin

Katrin Lutz ist seit dem Wintersemester 2007/2008 Studierende an der Hochschule für angewandte Wissenschaften – Fachhochschule Kempten im Studiengang Sozialwirtschaft; derzeit im 5. Semester. Zuvor hat Sie eine Ausbildung zur Steuerfachangestellten absolviert und war knapp zwei Jahre in Ihrem Lehrberuf in zwei Steuerkanzleien tätig. Ihr Fachabitur hat sie im Anschluss daran an der Berufsoberschule Kaufbeuren in der Fachrichtung Wirtschaft erworben.

## Magg, Bernhard

Bernhard Magg besuchte das Dominikus Zimmermann Gymnasium in Landsberg am Lech. Nach dem Abitur im Jahr 2006 absolvierte er ein Freiwilliges Soziales Jahr im Dienste des Deutschen Roten Kreuz. Seit dem Wintersemester 2007/2008 studiert er Sozialwirtschaft an der Hochschule für angewandte Wissenschaften – Fachhochschule Kempten, derzeit im fünften Semester.

## Mösle, Alisa

Alisa Mösle besuchte bis 2007 das Gymnasium Lindenberg und schloss direkt nach dem Abitur das Studium der Sozialwirtschaft an der Hochschule für angewandte Wissenschaften – Fachhochschule Kempten an. Sie studiert zur Zeit im fünften Semester.

## Schley, Silvia

Silvia Schley ist ehrenamtlich für die Alzheimer-Gesellschaft Kempten aktiv.

## Sinz, Katharina

Katharina Sinz absolvierte nach ihrem Abitur im Jahr 2001 in Lindenberg im Allgäu eine Ausbildung zur staatlich anerkannten Physiotherapeutin in den Jahren 2002-2005 in Günzburg. 2005-2007 folgten Beschäftigungen als Physiotherapeutin in verschiedenen Gesundheitseinrichtungen. Seit Oktober 2007 ist sie Studierende an der Hochschule für angewandte Wissenschaften – Fachhochschule Kempten im Studiengang Sozialwirtschaft, derzeit im fünften Semester.

## Wilde, Anna

Anna Wilde ist in Kasachstan geboren und siedelte 1995 nach Deutschlad aus. 1998 schloss Sie Ihre deutsche Schullaufbahn mit dem Abitur ab und machte im Anschluss daran eine Ausbildung zur Arzthelferin. Sie ist Mutter von zwei Kindern und studiert seit dem Wintersemester 2007/2008 Sozialwirtschaft an der Hochschule für angewandte Wissenschaften – Fachhochschule Kempten im Studiengang Sozialwirtschaft, derzeit im fünften Semester.

## Wirth, Carsten

Dr. Carsten Wirth ist seit 1. April 2008 Professor für Verwaltung und Netzwerkarbeit in der Sozialwirtschaft an der Hochschule für angewandte Wissenschaften – Fachhochschule Kempten. Nach dem Abitur und einer kaufmännischen Ausbildung studierte er in Mannheim, Leeds und Berlin Volkswirtschaftslehre und promovierte als externer Doktorand an der Freien Universität Berlin in Betriebswirtschaftslehre. Nach Abschluss des Studiums arbeitete er als freier Trainer in der beruflichen und politischen Erwachsenenbildung, in Forschungsprojekten an der Freien Universität Berlin, in einer Unternehmungsberatung und an der Fachhochschule des Bundes für öffentliche Verwaltung, Fachbereich Arbeitsverwaltung. Er lehrt vor allem Management, Personalwirtschaft und Führung sowie im Personalschwerpunkt des Studiengangs „Sozialwirtschaft". Im Mittelpunkt seiner Forschungsinteressen stehen Fragen von Arbeit und Personal sowie von Organisation und Netzwerken.

## Zacher, Johannes

Johannes Zacher ist Professor für Grundlagen der Sozialwirtschaft und Führung sozialer Einrichtungen an der Hochschule für angewandte Wissenschaften – Fachhochschule Kempten.

## Zankel, Betina

Betina Zankel hat ohne Umwege im Jahr 2007 ihr Fachabitur in der Fachrichtung Sozialwesen an der Fachoberschule Friedberg erworben. Seit dem Wintersemester 2007/2008 studiert sie Sozialwirtschaft an der Hochschule für angewandte Wissenschaften – Fachhochschule Kempten, derzeit im fünften Semester.